中国医学临床百家

石 冰 李承浩 /著

唇鼻裂畸形整复

石冰 2017 观点

U0333306

科学技术文献出版社
SCIENTIFIC AND TECHNICAL DOCUMENTATION PRESS

·北京·

图书在版编目（CIP）数据

唇鼻裂畸形整复石冰2017观点 / 石冰，李承浩著. —北京：科学技术文献出版社，2017.7（2017.8重印）

ISBN 978-7-5189-2543-8

Ⅰ.①唇…　Ⅱ.①石…　②李…　Ⅲ.①唇裂—畸形—整形外科手术　②鼻—畸形—整形外科手术　Ⅳ.① R782.2　② R765.9

中国版本图书馆 CIP 数据核字（2017）第 073705 号

唇鼻裂畸形整复石冰2017观点

策划编辑：孔荣华　责任编辑：李晓晨　李　丹　责任校对：张吲哚　责任出版：张志平

出　版　者	科学技术文献出版社	
地　　　址	北京市复兴路15号　　邮编　100038	
编　务　部	（010）58882938，58882087（传真）	
发　行　部	（010）58882868，58882874（传真）	
邮　购　部	（010）58882873	
官 方 网 址	www.stdp.com.cn	
发　行　者	科学技术文献出版社发行　全国各地新华书店经销	
印　刷　者	虎彩印艺股份有限公司	
版　　　次	2017 年 7 月第 1 版　2017 年 8 月第 2 次印刷	
开　　　本	710×1000　1/16	
字　　　数	171千	
印　　　张	17.75　彩插12面	
书　　　号	ISBN 978-7-5189-2543-8	
定　　　价	108.00元	

序
Foreword

韩启德

欧洲文艺复兴后，以维萨利发表《人体构造》为标志，现代医学不断发展，特别是从 19 世纪末开始，随着科学技术成果大量应用于医学，现代医学发展日新月异，发生了根本性的变化。

在过去的一个世纪里，我国现代化进程加快，现代医学也急起直追。但由于启程晚，经济社会发展落后，在相当长的时期里，我国的现代医学远远落后于发达国家。记得 20 世纪 50 年代，我虽然生活在上海这个最发达的城市里，但是母亲做子宫切除术还要到全市最高级的医院才能完成；我患猩红热继发严重风湿性心包炎，只在最严重昏迷时用过一点青霉素。20世纪60～70年代，我从上海第一医学院毕业后到陕西农村基层工作，在很多时候还只能靠"一根针，一把草"治病。但是改革开放仅仅30多年，我国现代医学的发展水平已经接近发达国家。可以说，世界上所有先进的诊疗方法，中国的医生都能做，有的还做得更好。更为可喜的是，近年来我国医学界开始取得越来越多的原创性成果，在某些点上已经处于世界领先地位。中国医生已经不再盲从发达国家的疾病诊疗指南，而能根据我们自己的经验和发现，根据我国自己的实际情况制定临床标准和规范。我们越来越有自己的东西了。

要把我们"自己的东西"扩展开来，要获得越来越多"自己的东西"，就必须加强学术交流。我们一直非常重视与国外的学术交流，第一时间掌握国外学术动向，越来越多地参与国际学术会议，有了"自己的东西"也总是要在国外著名刊物去发表。但与此同时，我们更需要重视国内的学术交流，第一时间把自己的创新成果和可贵的经验传播给国内同行，不仅为加强学术互动，促进学术发展，更为学术成果的推广和应用，推动我国医学事业发展。

我国医学发展很不平衡，经济发达地区与落后地区之间差别巨大，先进医疗技术往往只有在大城市、大医院才能开展。在这种情况下，更需要采取有效方式，把现代医学的最新进展以及我国自己的研究成果和先进经验广泛传播开去。

基于以上考虑，科学技术文献出版社精心策划出版《中国医学临床百家》丛书。每本书涵盖一种或一类疾病，由该疾病领域领军专家撰写，重点介绍学术发展历史和最新研究进展，并提供具体临床实践指导。临床疾病上千种，丛书拟以每年百种以上规模持续出版，高时效性地整体展示我国临床研究和实践的最高水平，不能不说是一个重大和艰难的任务。

我浏览了丛书中已经完稿的几本书，感觉都写得很好，既全面阐述有关疾病的基本知识及其来龙去脉，又介绍疾病的最新进展，包括笔者本人及其团队的创新性观点和临床经验，学风严谨，内容深入浅出。相信每一本都保持这样质量的书定会受到医学界的欢迎，成为我国又一项成功的优秀出版工程。

《中国医学临床百家》丛书出版工程的启动，是我国现代医学百年进步的标志，也必将对我国临床医学发展起到积极的推动作用。衷心希望《中国医学临床百家》丛书的出版取得圆满成功！

是为序。

2016 年 5 月

作者简介
Author introduction

　　石冰，男，四川大学二级教授，主任医师，博士研究生导师，华西口腔医学院及口腔医院副院长，华西口腔医院唇腭裂外科一级专家，政府津贴获得者。1964 年出生于甘肃省成县，1986 年毕业于西安医科大学口腔医学院，获学士学位。1991 年毕业于华西医科大学口腔医学院，获硕士学位，同年开始攻读博士学位，并于 1994 年获口腔医学博士学位后留校任教，任口腔颌面外科学教研室、口腔颌面外科副主任。1996 年被破格晋升为副教授，1998—1999 年受邀赴日本齿科大学新泻齿学部口腔颌面外科第二教研室任客座教授，1999 年再次被破格晋升为教授；同年任四川大学华西口腔医学院及口腔医院副院长。

　　石冰教授长期致力于先天性唇腭裂发病机理、生长发育变化规律和临床治疗新技术、新方法的研究工作，作为课题负责人获得国家自然科学基金，教育部高等学校优秀青年教师教学和科研奖励基金、霍英东青年教育基金、留学回国人员启动基金，美国整形外科教育基金会（PSEF）、国家卫生和计划生育委员会与四川省科委等科研基金的资助。石冰教授开展了唇腭裂的病因及发病机制的分子病理学研究；唇腭裂术后上颌骨生长发育变化机制、规律和防治的研究，提出了一系列的学术观点。他还从临床实际出发，在国内首先开发了计算机辅助单侧唇裂的绘图、测量和评价系统及数据库。进行了唇腭裂手术原理与方法学的临床研究，创新性地提出了对唇腭裂修复的"华西法"理论和术式设计方法，现已在临床得到广泛应用。

石冰教授主编出版了《唇腭裂修复外科学》《Cleft Lip and Palate Primary Repair》《唇腭裂序列治疗丛书》，主译出版了《唇腭裂手术图谱》《唇腭裂综合治疗学》《唇鼻整形美容手术图谱》，极大地促进了唇腭裂临床治疗水平的提高。为此，石冰教授曾荣获教育部优秀青年教师奖、国家卫生和计划生育委员会（原卫生部）科技进步三等奖、四川省科技进步奖，并发表SCI论文100余篇。

石冰教授是新世纪百千万人才工程国家级人选，是国家有突出贡献的中青年专家，任中华口腔医学会口腔颌面外科专业委员会候任主任委员、中国唇腭裂诊治联盟候任主任委员、国际牙医师学院院士、四川省教学名师、四川省科学与技术带头人、美国"微笑列车"专家指导委员会委员，并担任国家卫生和计划生育委员会（原卫生部）规划教材《唇腭裂与面裂修复学》主编、教育部《口腔颌面外科学》国家级精品课程负责人、《国际口腔医学杂志》主编等职务。

　　李承浩，四川大学华西口腔医学院颌面外科讲师，四川大学华西口腔医院口腔外科主治医师。四川大学和贝勒牙学院（Baylor College of Dentistry）联合培养博士，辛辛那提儿童医院医疗中心（Cincinnati Children's Hospital Medical Center）博士后。任中华口腔医学会颌面外科专业委员会唇腭裂学组委员，国际牙科研究会（International association for dental research, IADR）会员。发表SCI论文20余篇，主编《唇腭裂手术治疗》。主持和参加多个国家及院校级项目，获四川省科技进步二等奖一项。擅长鼻唇整形，特别是复杂鼻畸形的整复及辅助治疗。

前 言
Preface

　　唇鼻裂畸形整复是口腔颌面外科和整形外科最具挑战性的治疗项目之一，也是临床研究最为活跃的领域之一。因为对唇鼻裂畸形整复的效果直接关系到患者整体的身心健康，乃至家庭的生活质量。不同类型的疾病有不同的治疗重点，且这种重点没有可比性，唇鼻裂畸形的整复重点就在于其精细化自然结构的形态重建效果。修复重建上述精细化的先天性结构的方法，一般包括两种途径：一是按其原有解剖结构进行恢复；另一种是利用材料和技术重建原有的形态。所以解剖学是外科学的基础或一部分，而不是外科学的另一代名词或全部。在唇鼻裂整复领域，外科学有别于解剖学的特点是外科学追求的是结果的逼真和形似，这赋予了外科医师充分发挥想象力与创造力的机会。

　　为了系统阐述近年来华西唇腭裂治疗团队在唇鼻裂治疗中的治疗理念和技术，在本书的起始部分引入了对相关唇鼻裂治疗历史的简要回顾与评议及华西唇腭裂治疗团队在唇鼻裂治疗中的研究方法和主要结果，以使读者更好地理解华西团队的思路。本书除主要对华西团队创建的初期和二期唇鼻畸形整复方法与原理进行了详细的介绍外，还专门对当今国际上最有影响力的几个唇鼻裂畸形整复方法予以介绍和评议，以便读者进行比较和理解华西唇腭裂团队方法的创新点。

按照本书的编写宗旨，所有观点论述均集中于唇鼻裂畸形整复领域的新进展，所以对那些读者已熟知的传统方法和技术及非华西团队创建的方法与技术未再予以赘述，以避免编写成一本大而全的专业参考书，而失去本书的特点。

在此，我要特别感谢华西团队各位成员长期以来为华西方法发展所做的努力与贡献，这本书综合了华西团队对唇鼻裂畸形整复的思维和经验。观点固然珍贵，然医疗技术在不断发展前进，我们现在认为正确、先进的经验和技术也会逐渐更新，正如这本书的书名所言，其是"2017观点"的集成，总结过去的经验是非常重要的，而我们做这一切的目的，就是希望患者拥有更好的生活质量，医学的进步是必然的趋势，我强烈盼望着日后在唇鼻裂畸形整复方向有好的、新的研究进展。另外，因成书过程略有仓促，一家之言，也希望读者在阅读的过程中给予批评指正。

科学技术文献出版社响应国家号召，策划了"中国医学临床百家"项目，集成学者对某一疾病的观点并按年度出版。华西唇腭裂治疗团队将在2018年继续推出腭裂、牙槽突裂治疗的新方法和新技术，特别是华西团队的应用成果，望广大读者朋友们继续予以关注和提出宝贵意见。

石 冰

目　录
Contents

唇鼻裂治疗的回顾与评议

历史就是一面镜子，不懂历史，就不可能谈发展。无缘无故的创新，无异于白日做梦。只有尊重历史，重视历史，熟知历史，特别是需要详细了解一些重要事件和节点变化的来龙去脉，再加之长期的临床实践，才有可能在前人发明创造的基础上有真正的创新和贡献，而不仅仅是昙花一现。

先天性唇裂外科整复具有悠久的发展历史。对唇裂畸形的认识程度决定了手术设计的思路和整复效果，每一个重要的术式改进都建立在对畸形特征更加深入理解的基础上，而对整复效果的不断回顾也不断加深着对畸形本质的认识。正是在力臻完美的精神驱动下，术者不断提出更高的整复目标，整复技术在持续术式改进的过程中不断取得突破，使得唇裂畸形成为人类最有希望完全恢复至正常的先天异常。对既往手术设计无论成功或是失败的回顾，都有助于我们明确整复理念和设计的改进方向。

1. 单侧唇裂整复应兼顾几何学设计规律与生物力学原理

唇裂畸形的本质在于组织的缺失、移位以及随之而来的不对称生长。在单侧唇裂中，一侧上唇自唇红缘至鼻底不同程度开裂，裂隙两侧本应连续的上唇肌肉平行于裂隙缘走行，异位附着于前鼻棘和裂隙侧鼻翼基部。肌肉断裂造成的不对称张力导致鼻小柱向非裂隙侧偏斜，裂隙侧鼻翼基脚外展、鼻翼塌陷、鼻尖低平。裂隙侧唇短小，存在不同程度的组织缺失或发育不良。所幸，部分唇弓及人中解剖标志在单侧唇裂得到保存。因此，一个优化的唇裂手术设计应考虑最大程度合理利用现有组织，保存正常解剖标志，恢复唇鼻形态和肌肉功能。在单侧唇裂整复历史中，随着对畸形解剖结构认识的深入，术者对整复效果的关注点也发生了相应的变化，其术式发展具有明显的阶段性。

（1）延长唇高

最初的唇裂整复是在去除裂隙缘皮肤后拉拢固定，修复主要目标为伤口愈合。随着现代外科缝合技术的进步，术者很快将注意力转移到了裂隙两侧唇高不等的问题上。各类于裂隙缘设计弧形切口，以弧线变直线延长裂隙区域上唇高度的直线法手术设计相继出现（图1）。随后，Mirault提出通过侧唇裂隙缘横行切口，形成侧唇三角瓣的手术方法，以折线变直线的设计充分延长裂隙区域上唇高度（图2）。这一以皮瓣延长上唇的思路在很长时间里指导着单侧唇裂术式设计。

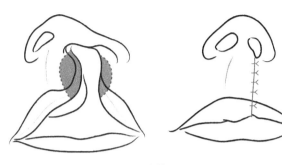

图 1　直线法单侧唇裂整复

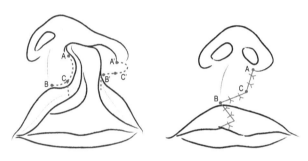

图 2　三角瓣法单侧唇裂整复

　　然而，此类仅关注唇高延长的手术设计存在诸多不合理之处：在已经存在组织缺损的裂隙区域丢弃了大量组织，破坏了自然的唇弓及人中解剖标志；难以实现精确设计，常出现裂隙侧上唇延长过度或不足；手术遗留大量不自然的瘢痕，其挛缩常导致不可预测的上唇扭曲变形。

　　（2）人工重建唇弓

　　在很长时间里，在单侧唇裂患者中恢复正常的唇弓 M 形结构曾被认为是不可能实现的目标。而法国医师 LeMesurier 于 20 世纪 40 年代率先突破了这一难题。其设计在近中裂隙缘切开至唇弓凹点后垂直向上延伸，获得足够的延长；在侧唇设计"蒂在下的矩形皮肤红唇黏膜瓣"，同近中的垂直切口相匹配（图3）。由于保留了唇弓非裂隙侧的唇峰点，该矩形瓣设计在一定程度上模拟了正常唇弓形态，获得了明显优于之前手术设计的整复效果，在随后的数十年里成为主流整复术式。

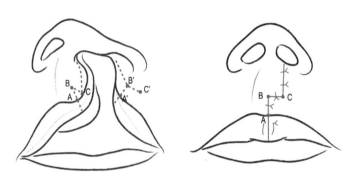

图3　矩形瓣法单侧唇裂整复

矩形瓣整复法虽然首次模拟出唇弓形态，但由于仅保留了非裂隙侧唇峰，其重建的唇弓形态并不自然。矩形瓣的设计仍然要损失大量侧唇组织，特别是在不完全性唇裂病例中，常造成上唇过紧，且位于唇部正中的瘢痕美观较差。随访数据提示，矩形瓣的交叉叠加会导致上唇不对称生长，使患侧唇高过长。

（3）保存自然唇弓

随着对细微解剖结构认识的不断深入，外科医师逐渐意识到，单侧唇裂畸形中存在完整的唇弓解剖标志，并开始尝试在术式设计中予以保存。1951年，Tennison提出下三角瓣法设计，其在近中的裂隙缘切口止于裂隙侧唇峰点后斜向上转折，侧唇唇弓缘上方形成对应的三角瓣，插入转折切口，在充分延长唇高的同时保存了双侧唇峰标志点（图4）。使裂隙两侧唇峰的下降变得较为自如。近年来，Fisher 仍在对这一术式的原理和方法进行持续的改进和应用。

1954 年，Millard 在裂隙近中设计旋转切口以下降高耸的唇峰，在裂隙远中设计宽大的三角组织瓣推进至旋转缺损，称为旋转推进法。该设计不仅完整保存了唇弓缘结构，更避免了对人中凹结构的破坏（图5）。随后，包括 Millard 本人以及 Noordhoff、Mohler 等学者在最初的旋转推进设计基础上做出了不同的改良。

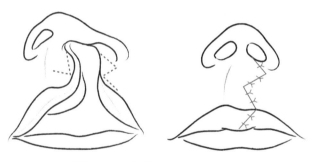

图 4　下三角瓣法单侧唇裂整复

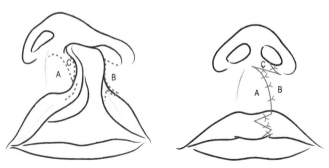

图 5　旋转推进法单侧唇裂整复

更为合理的术式设计使下三角瓣法和旋转推进法逐渐取代了

矩形瓣法。下三角瓣易于掌握，但瘢痕线不自然，从短小的侧唇转移蒂在下组织瓣易造成上唇下部分张力较大，不利于形成唇红缘上翘的自然形态，且术后易出现上唇过长。相比之下，旋转推进法保存了更多的解剖标志，瘢痕因走行在人中嵴位置而更为隐蔽，将侧唇整体推进避免了侧唇组织的进一步损失，并将缝合张力转移至鼻底，使上唇游离缘上翘且丰满。早期旋转推进法虽存在唇峰下降不足、初学者不易掌握等问题，但在随后各国学者的改进中不断完善，成为现代单侧唇裂整复的主流设计思路。

同上述以几何方法指导整复设计相对应的是从胚胎发育角度制定手术方案。以 Carstens 为代表的学者认为，唇裂畸形主要是由于胚胎发育过程中组织移位所致。因此，其手术策略就是寻找最符合组织来源的解剖分界处和最易显露的部位，如唇的裂隙缘、鼻前庭等作为手术入路，将口轮匝肌的异常附着剥离后，旋转至水平位，并将裂隙侧口轮匝肌重新缝合至前鼻嵴等。他们坚持认为，鼻唇形态将会随着口轮匝肌的正确复位和生长，自行调整鼻唇各解剖结构至恢复正常，所以不强调术后即刻的鼻唇形态必须正常。然而，通过比较长期随访病例效果发现，此类整复术式整复后，期望的鼻唇形态自我调整效果并不明显，多数在一期整复中遗留的畸形会长期存在。

（4）单侧唇裂整复共识

1）整复中需保存完好的唇弓、人中结构，最大程度避免不当的组织丢失。

2）瘢痕线尽量隐蔽，以模拟正常的人中嵴结构为佳。

3）在恢复唇高、唇宽的同时，重视张力分布情况，做到上紧下松，以恢复唇红缘的正常突度。

4）重视口轮匝肌连续性恢复及上唇功能重建。

5）鼻唇一体化，上唇设计应兼顾鼻底、鼻小柱的重建。

（5）对单侧、即往单侧唇鼻裂整复方法的评议

单侧唇鼻裂所表现出来的软硬组织畸形外观诱使学者们通过几何学的原理和方法予以矫正，从而奠定了唇裂整复的思路与行动步骤。但在设计各种矫正方法的过程中，术者逐渐意识到，唇鼻裂畸形的本质并未被阐述清楚，而这一认识直接影响学者的手术设计与操作技术。为此，20世纪60年代到20世纪70年代曾产生过不少争议，但由于均拿不出客观全面的科学依据，而未形成统一的结论。尽管尚未形成统一的结论，但这一认识过程的确在继续引导术者采取各自认为合理的手术设计方式：如以几何设计为基础的下三角瓣及旋转推进法及Carstens以恢复组织在胚胎发育过程中正常位置为原则的方法，但目前这些手术方法有两个明显不足，一是无法兼顾裂隙侧与非裂隙侧唇高与唇峰口角距的同时相等这一正常人上唇的固有解剖特点；二是未能建立对鼻尖、鼻小柱向上支撑的生物作用力，仅实现了将术前鼻小柱和鼻翼基部受向下和两侧牵引的生物作用力变为向下的生物作用力的效果，对鼻畸形的矫治效果有限。正因如此，才迫使长庚纪念医院等单位通过设计鼻撑的方法来弥补不足。

笔者认为，未来单侧唇裂患者唇鼻畸形的矫治，应该是继续寻求既符合几何学设计又符合生物作用力要求的手术方法，才有

望从根本上提高目前的单侧唇裂手术的整复效果。

2. 双侧唇裂整复的发展是对前唇组织分配方式的探索过程

双侧唇裂不是单侧唇裂的简单叠加，而是具有其自身特点的鼻唇畸形复合体，将单侧唇裂手术设计强加于双侧唇裂的整复方法均无法获得良好效果。双侧唇裂主要的畸形特征来源于前颌骨的异常生长，而后者的严重程度取决于上唇组织的连续性。在不完全性双侧唇裂中，鼻底部连续的上唇组织可将前颌骨维持在正常牙弓范围内；而在完全性双侧唇裂中，前颌骨在中隔前向生长力量的推动下前突，在形成前唇与侧唇落差的同时，从内部压迫鼻唇角区域，造成鼻小柱和前唇的短小。同时，侧唇肌肉失去对抗的收缩力量，使得鼻翼严重外展，鼻尖低平。不同于单侧唇裂尚存在完好的唇弓解剖标志，双侧唇裂中前唇缺乏肌肉组织，也不存在人中凹、唇峰或唇白嵴等解剖标志。双侧唇裂整复的发展是对中线区鼻尖-鼻小柱-前唇-前颌骨-下唇组织不同再分配方式的探索过程。

（1）前颌骨的处理

前突的前颌骨曾被认为是修复双侧唇裂缺损的主要障碍。早期外科医师曾采取部分或整体切除前颌骨的方式来消除前唇与侧唇的落差，但切除后出现的严重面中分发育不良和难以整复的牙弓缺损很快使术者放弃了这类操作。随后各式矫形手段，如口外佩戴的弹力绷带、骨内钉固位的主动加力矫形器、现代被动式加力鼻-牙槽塑形（Nasoalveolar Molding，NAM）技术等，被应用于术前矫正两侧上颌与前颌的关系。术前矫形过程较为繁复，常会延后一期手术整复的时间，且存在影响面中份发育的风险。此外，随访研究结果提示，术前矫形虽能在一定程度上降低手术难度，但对长期整复效果的影响存在争议。手术恢复上唇连续性后，口周肌肉运动本身即可有效矫正前颌前突甚至偏斜。

（2）前唇的处理

前唇的处理是双侧唇裂整复的核心，对前唇的不同处理方式直接决定了手术设计和效果。为了矫正严重低平的鼻尖，部分早期手术设计将前唇组织完全用于延长鼻小柱，仅依靠侧唇组织恢复上唇的连续性（图6）。此设计虽能获得满意的鼻尖突度，但需要鼻翼区域大范围地游离松解侧唇甚至颊部组织，以在中线处靠拢缝合，故而造成上唇过紧且过长，且完全丧失上唇唇弓及人中正常形态。

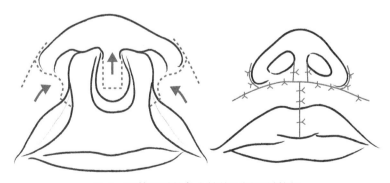

图6 以前唇延长鼻小柱的双侧唇裂整复

将前唇组织保留在上唇的设计面临另一个问题，即前唇高度和侧唇高度的差异。在 19 世纪末 20 世纪初，将侧唇蒂在下的三角瓣或矩形瓣插入前唇下方的延长法大行其道。该设计在消除侧唇和前唇差异的同时，减少上唇对鼻尖的牵扯（图 7）。然而，随着术后上唇的进一步生长，上述延长法往往会出现上唇过长的问题，且遗留在唇弓上方的不规则瘢痕十分明显，对鼻部形态的改善也无明显效果。与此相反，完全依靠前唇自身高度构建人中的原长法，虽然术后即刻存在因唇高不能形成的组织牵扯，但在随后的生长发育中反而能恢复协调的上唇高度（图 8）。此外，原长法将横行瘢痕隐藏在唇弓缘，唇弓形态也更加自然。因此，原长法成为主流双侧唇裂整复设计的主要原则之一。

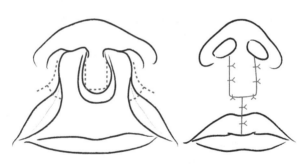

图 7　前唇延长法双侧唇裂整复

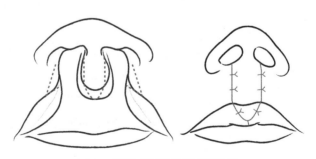

图 8　前唇原长法双侧唇裂整复

（3）肌肉重建

妥善的上唇肌肉重建是恢复原长法术后上唇高度协调性的主要因素。早期手术设计仅将侧唇肌肉缝合于前唇侧面。由于前唇肌肉组织缺失，该设计未能恢复口轮匝肌连续性，常在术后出现人中被牵拉过宽、侧唇异常肌肉隆起等情况，且未重建出前唇区域的前庭沟结构。基于此，目前主流设计要求将前唇深面自前颌骨分离，以前唇黏膜覆盖前颌骨的裸露面，将两侧侧唇的黏膜和肌肉于前唇皮肤后方靠拢缝合（图9），以此恢复口轮匝肌连续性和前唇前庭深度，并减少皮肤缝合张力。重建肌肉连续性意味着恢复上唇的功能性和对前颌区的塑形能力。

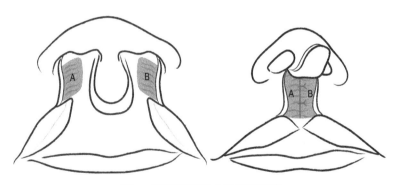

图9 双侧唇裂肌肉及前庭重建

（4）同期或分期整复

将单侧唇裂方法照搬至双侧唇裂整复的思路曾促使部分外科医师选择分侧、分期修复双侧唇裂。然而，分期整复失去了双侧唇裂相对于单侧唇裂对称性的优势，且不利于术中恢复口轮匝肌连续性和鼻小柱的对称性。通过对比同期和分期整复的术后效果，不难发现分期整复组织对称性较差且易遗留额外瘢痕。有学者认为针对两侧裂隙严重程度不一致、前颌明显偏斜的病例，可选择先修复裂隙较宽的一侧，通过肌肉牵拉作用将前颌骨恢复至正中，再行对侧修复。实际上，上唇具备较强的自我调整能力，即便存在前颌偏斜，同期修复后裂隙较宽的一侧肌肉张力大，同样会将前颌调整至正中的位置。

（5）双侧唇裂整复共识

1）保护前颌骨生长中心，避免初期整复前颌骨性畸形。

2）前唇用于上唇修复，避免使用侧唇皮肤延长人中。

3）于前颌骨前方恢复口轮匝肌连续性。

4）以前唇黏膜恢复前庭沟深度，以侧唇红唇组织重建唇珠。

5）同期整复双侧裂隙。

（6）双侧唇裂整复的评议

由于双侧唇裂表现出较单侧唇裂更广泛的畸形外观，使许多学者产生了其较单侧唇裂更难于矫治的印象和结论，这些说法屡见于各种专业数据和文献。笔者认为，有时候术者的第一印象与实际相差甚远，对双侧唇裂的表象认识即是一个例证。在克服了张力大和口轮匝肌重建的困难后，对遗留的鼻小柱过短、唇弓不显、唇珠缺失和人中凹缺如等问题，人们的畏惧情绪较重。笔者认为，目前双侧唇裂整复中，鼻尖、鼻小柱及鼻嵴的重建已开始有较成功的经验，唇弓、唇珠重建的方法愈渐成熟，而人中嵴和人中凹重建的难度依旧比较大，仍具有较大的挑战性。

3. 唇裂鼻畸形当前的整复方法尚需进一步发展

唇裂畸形口周肌肉连续性中断，异位附着于鼻翼基部及鼻底区域，对鼻部施加病理性牵拉，继发性造成裂隙侧鼻翼软骨异位、鼻翼塌陷、鼻小柱短小等特征性唇裂鼻畸形。随着唇部整复效果的不断提升，鼻畸形问题凸显，获得患者和手术医师越来越多的关注，唇鼻一体化也成为唇裂手术设计的重要考量。由于唇裂鼻畸形成因复杂，且在生长发育过程中较唇部有更大的变化，因此一期手术整复效果有限且易于复发，是目前唇裂整复的难点。

（1）单侧唇裂鼻畸形整复

典型单侧唇裂鼻畸形中，裂隙侧鼻翼软骨向前下方旋转移位，鼻翼塌陷，鼻翼基脚外展，鼻小柱基部向非裂隙侧偏斜。旋转推进法是第一个在修复唇部的同时改善鼻部形态的手术设计。侧唇推进瓣可以有效调整外展的鼻翼基脚，同时 C- 唇瓣的设计可修复鼻堤，并在一定程度上延长鼻小柱，但通过唇部组织运动简洁调整鼻部形态的操作效果有限，术者开始尝试在一期术中以更直接的方式整复鼻畸形。

一期术中同期整复鼻畸形一度存在两种极端。鉴于早期患儿鼻部软骨发育不完全，很多学者担心过度的外科干预会干扰软骨发育，造成医源性继发畸形，因此主张操作尽量保守，为二期鼻畸形整复尽可能地保留组织量。与此同时，另一部分学者认为，异位变形的鼻软骨支架若不予矫正，则会在生长发育过程中进行性加重畸形程度，因此主张在一期手术中彻底消除畸形因素，甚至不惜通过鼻背正中的纵行开放式切口，黏膜下解剖鼻中隔偏曲和鼻翼软骨后一期复位的激进术式。

大量动物实验和临床观察证实，早期潜行性松解鼻部皮肤和软骨的附着不会对鼻部生长造成显著干扰。而开放式整复方式遗留明显瘢痕，不利于二期整复。因此，目前主流唇裂鼻畸形一期整复一般采用鼻小柱基部、鼻翼基脚或鼻翼缘切口入路，于鼻翼软骨浅面潜行分离，通过将裂隙侧鼻翼软骨缝合于对侧鼻翼软骨、中隔软骨等方式，改善鼻翼塌陷。

（2）双侧唇裂鼻畸形整复

双侧唇裂鼻畸形的核心特征在于鼻小柱异常短小，使得一期鼻畸形整复常面临唇鼻冲突的问题。按照组织来源不同，一期鼻小柱延长的手术设计主要有以下几类。

由下至上延长鼻小柱：通过向近中推进鼻翼基部，以侧唇上份的组织进入鼻小柱基部区域予以延长。但因鼻翼基部组织量有限，该设计仅适用于不完全性裂，且延长效果不明显。有学者在鼻小柱基部利用前唇上份组织"V-Y"推进延长鼻小柱，但延长量有限的同时会在中线留下异常的瘢痕。叉形瓣设计将前唇两侧的皮肤储备于鼻底区域，待前唇同侧唇愈合后推进至鼻小柱基部，其鼻小柱延长效果明显，但需要二次手术，并在鼻堤和鼻小柱基部遗留大量瘢痕。

由上至下延长鼻小柱：鼻尖区域皮肤也常被设计为鼻小柱延长的组织供区。通过"V-Y"成形将鼻尖组织上推，可有效延长鼻小柱，抬高鼻尖，但瘢痕位置明显。Tajima提出的鼻翼缘倒U形切口设计可将鼻小柱上方鼻翼缘部分皮肤转移至鼻前庭，从而延长鼻小柱。其延长效果确切，瘢痕隐蔽，是目前很多主流术式选择的延长方式。

20世纪90年代，McComb首先通过对一例双侧唇裂患儿尸体上的研究发现，通过上提两侧鼻翼软骨可以有效延长潜存的鼻尖组织，实现对鼻小柱的延长。在此基础上，Mulliken等认为双侧唇裂鼻小柱组织并非缺失，而是由于鼻翼软骨及前颌位置异常而隐藏了部分鼻小柱长度，因此强调通过软骨复位等方法间接延长鼻小柱，在诸多临床实践中获得了不少很好的临床效果。笔者曾专门安排本单位王冀医师前往学习，受到很多启发。

一期唇裂鼻畸形整复目前首要的难点在于即刻改善效果明显，但难以维持。各国学者虽提出过矫正及术后佩戴鼻撑等手段以减少复发，但长期效果仍有较大提升空间。

（3）唇裂鼻畸形矫正的共识

1）唇裂鼻畸形的矫正应该成为唇裂整复的重要内容。

2）鼻畸形的矫正需通过口轮匝肌的重建予以实现。

3）矫正鼻小柱偏斜、封闭鼻底和内收鼻翼基部应该成为鼻畸形矫治的必备内容。

4）对婴幼儿其唇裂鼻畸形的矫治应避免创伤较大和复合植入物的操作。

（4）对唇裂鼻畸形整复的评议

纵观唇鼻裂整复历史，唇裂鼻畸形的整复是最为活跃却又最不成熟的一个领域，争论和方法之多，可谓整个临床医学领域之最。笔者以为，最初唇裂鼻畸形的矫治方法少、效果差，使得医师不得不给出"将鼻畸形留待二期更易于矫正"这样看似合理的理由。开始挑战和探索唇裂鼻畸形整复的学者，常常只能从患儿父母要求和心理考量这样脆弱的理由中找依据，但随着成功病例的实现，目前唇裂鼻畸形的初期整复已是唇裂整复不可分割的一部分，学者们更多探讨的是如何矫治的话题。令笔者稍感遗憾的是，多数唇裂鼻畸形矫治的成功经验还需借助类似矫治器一样的鼻撑长期维持。笔者认为，还需要集中研究力量，通过多种方式，阐明唇裂鼻畸形的具体致畸部位和机制，从而在唇裂整复手术中予以有针对性的手术设计与解决方案。

4. 唇裂术前矫形有助于获得稳定的手术效果

（1）唇裂外科前治疗的简要回顾

鉴于宽大的裂隙和颌骨骨段落差增加了手术整复的难度，早在18世纪便开始有学者尝试通过矫形手段降低术前畸形的严重程度。最早的矫形装置被用于后退双侧唇裂中前突的前颌骨，主要借助绷带等口外装置对前颌骨施压。1950年McNeil率先明确了唇腭裂术前矫形的两大目的，即恢复鼻唇区域异位组织的正常生长模式、降低手术操作难度，并通过树脂口内咬合板成功排列裂隙两侧牙弓。随后，各式设计的口内矫形装置被广泛应用于唇腭裂术前治疗。

在术前矫形的设计和治疗实施过程中，应将其对生长发育的潜在干扰作为首要考量因素。曾有学者认为，唇腭裂患者颌骨骨段仅被裂隙分隔，而不存在骨组织的缺失。在这一错误认识的指导下，出现了以拉拢颌骨骨段为目的的主动加力式矫形装置，如以钢丝连接各骨段后通过拧紧加力的设计、骨性固位的螺旋加力装置等。此类矫形装置无一例外对患者面中分生长造成了严重的负面影响。

最初的术前治疗专注于对颌骨骨段的矫形，自 Grayson 提出 NAM 矫形技术，对鼻唇区软组织的塑形也被纳入到术前矫形的一部分。NAM 矫形装置在利用腭护板调整牙槽骨段落差的同时，以鼻撑对鼻翼塑形，可有效改善鼻翼塌陷和鼻小柱短小的问题，对鼻小柱的延长对双侧唇裂一期整复尤其具有意义。然而，软组织塑形最佳时机集中于患儿出生后早期，治疗窗口较短，一般建议出生后 2 周内开始就诊。NAM 技术以塑形效果确切，过程易于调控且被动加力方式对生长无负面影响，因此得以广泛应用。虽然有研究提示 NAM 技术对一期术后长期效果无显著改善作用，但考虑到简化手术操作有助于外科医师获得稳定的手术效果，仍具有重要临床应用价值。

（2）唇裂外科前治疗的共识

1）治疗宜开始于患儿出生后 1 个月内。

2）对严重畸形的改善和手术辅助效果更明显。

3）术前延长鼻小柱和抬高鼻尖的效果更为重要。

4）可以引导两侧颌骨段的位置与排列。

（3）唇裂外科前治疗的评议

外科前后的辅助治疗，如术前鼻腭畸形矫治器和术后鼻撑的使用，对改善和维持术后效果的价值毋庸置疑。历史上对矫治器有无必要使用的争论，实际上是对该矫治器使用效率的争论。换言之，如果矫治器的实际作用很低的话，对患儿家庭从心理期望、经济花费到对社会方面的交通、住宿、饮食、时间、误工等造成的负面效应，医师一般较少考虑，而将重点放在矫治器的绝对辅助手术效果上，笔者认为这是存在争论的潜在原因。同时，笔者认为，矫治器等对手术的辅助效果与手术本身能发挥出的效果之间，存在一个矛盾统一的问题。认为手术效果不良的一方，可能更希望借助矫治器以创造更好的施术条件；而认为手术效果较好的一方，则表现为对矫治器的依赖性低。这也是一个对手术辅助治疗产生争议的原因。但无论如何，应该将矫治器的设计与应用同矫治效果紧紧联系在一起，以此为唯一目的。如果偏离这一目标，那就使矫治器成了摆设，或沦为为开展序列治疗而给患儿使用矫治器的形式了。

5. 唇裂术后畸形形式多样，认清其成因和组织来源是做出合理手术设计的前提

唇裂术后继发畸形大致存在三个来源：一期手术未完全矫正的遗留畸形、面中分软硬组织不对称生长导致的发育性畸形以及一期手术不合理造成的额外医源性畸形。发生来源的多元化导致唇裂继发畸形特征存在很大的个体差异性。一期畸形的严重情况、一期整复术式、个体发育情况、甚至术者操作习惯等细节均会对二期整复的术式设计造成影响。因此，为应对变化多样的继

发畸形特征也发展出种类繁多的二期整复术式，但目前尚未形成公认的畸形分类及系统的整复理念或技术。

（1）单侧唇裂继发畸形整复

不同的单侧唇裂一期手术设计往往会遗留特征性的二期畸形。直线法唇裂整复后典型的继发畸形为唇高不足、唇峰高耸、上唇过紧，多为直线瘢痕挛缩和组织损失过多导致。其整复设计多沿原瘢痕线设计交叉皮瓣，组织量充足的情况下甚至可以考虑行旋转推进设计，纵行延长裂隙侧唇高以使唇峰下降。由于直线法术后唇弓形态缺失，在组织量严重不足的情况下亦有以下唇交叉唇瓣增加唇宽并重建唇弓形态的设计。

矩形瓣或下三角瓣术后最常见的继发畸形是裂隙侧唇下掉，唇高过长，唇峰过低。一般整复思路为沿原有手术瘢痕切开后，通过修整皮瓣的高度性状以调整唇高。亦有学者认为过长的侧唇部分来源于上唇肌肉走行及附着的异常，因此主张在手术设计中纳入肌肉重建的部分。

典型继发畸形多为一期手术难以精确把握旋转推进量造成的旋转不足、推进不足、上唇过紧、唇峰过高等。一般整复思路同一期手术一致，调整唇峰旋转下降以及侧唇近中推进的程度。

（2）双侧唇裂继发畸形整复

双侧唇裂继发畸形的核心仍在于唇鼻中线区域组织量不足。双侧唇裂继发畸形在唇部多表现为上唇过紧、唇珠不足、瘢痕紊乱等，前唇延长法术后多出现上唇过长。在鼻部其特征大致同一期畸形特征类似，包括鼻小柱过短、鼻尖低平、鼻翼基脚外展等。因此，双侧唇裂继发畸形整复的设计关键在于对鼻尖-鼻小柱-人中-下唇区域组织量的合理再分配。

二期鼻小柱延长的组织来源同上述的一期整复一致，大多学者对鼻部的整复决策制定取决于对唇部情况的评估。若上唇人中区域形态尚可，多数学者考虑从上方的鼻翼缘、鼻尖区域或者鼻底组织延长鼻小柱；若上唇横向组织量充足，叉形瓣可在转移纵行瘢痕的同时有效延长鼻小柱；若人中形态较差，存在明显的片状瘢痕，常用的整复思路是以来自下唇的交叉组织瓣重新构建人中，而原有的上唇中线区组织上提至鼻小柱。下唇交叉唇瓣能较好地模拟唇弓缘及人中凹形态，有效增加上唇横向组织量，同时延长鼻小柱，且对供区形态影响小，瘢痕隐蔽，是经典的整复设计。

唇珠缺失是双侧唇裂术后另一常见的继发畸形。视唇珠组织量不足的严重程度，采取各种组织邻位转移或游离移植的手段，对红唇正中区域黏膜及肌肉组织的扩充。常用的设计包括侧唇黏膜岛状瓣或单蒂瓣，转移双侧侧唇瘢痕区域组织至唇珠区域交叉的大石正道设计，自体去上皮基质、脂肪、人造材料填充以及下唇唇红黏膜交叉瓣等。视红唇不足的严重程度和组织类型选择相应的术式设计，多能获得较为满意的红唇形态。

目前的多数学者认为，唇裂二期畸形变化多样，各种术式设计均有其各自的针对性，不存在绝对的优劣之分。在掌握各型手术设计适用范围的基础上，认清继发畸形成因和组织来源，是做出合理手术设计，获得满意整复效果的前提。

（3）唇裂术后继发畸形整复的共识

1）应待患者畸形表现稳定后再开始矫治。

2）对口轮匝肌的复位矫治非常重要。

3）手术切口设计虽然可以沿用初期唇裂整复的方法，但应更加灵活。

4）鼻唇继发畸形尽可能同期矫正。

（4）唇裂术后继发畸形整复的评议

唇裂术后继发畸形多样，数不胜数。其难点一般表现为唇弓不整或缺失，鼻底塌陷，人中嵴和人中凹不显并向裂隙侧偏斜，上唇过紧，存在网状或粗大瘢痕，唇峰下降不足。其中最易矫治的是唇峰下降不足和切除瘢痕，因为其中有许多初期唇裂整复术的技巧和经验可以借用。所以，既往文献所介绍之方法也主要集中于此。有学者感慨道，对二期唇畸形整复的患者，不从切除瘢痕开始，简直就无计可施。这预示着看似繁多的唇裂二期唇畸形整复方法，实际上有着共同的困境。笔者认为，造成这一现状的原因之一，是我们尚未建立起像初期唇裂一样的畸形特点分类，未明确各种手术方法的适应证。同时，反复从切除瘢痕入路，即使矫正了口轮匝肌等皮下组织的畸形，上唇瘢痕依旧存在，甚至会变得更加明显并使上唇过紧。因此，有必要建立新的手术入路和对瘢痕组织的处理方式。

应用在二期唇裂鼻畸形的整复理论和技术，源自欧美整形外科医师对正常人群鼻整形或美容的理论与方法，如将整复的重点放在鼻尖形态的主动重建上，将鼻小柱最大限度地予以延长，鼻孔的椭圆形长轴排列成"八"字形外观，并不强调鼻翼外轮廓突度等。如果说白种人与黄种人的上唇形态特征差异不足以影响手术方法的使用的话，黄种人与白种人在鼻尖、鼻小柱、鼻孔、鼻翼外轮廓的差异就不得不引起我们的重视了。笔者已咨询了不少术者认为成功而患者不满意的投诉病例，简单说来患者就是因为感觉做成了白种人鼻子的形象而不满。这是就审视效果方面而言。就整复鼻畸形的技术而言，无论缝合法还是植入法，也无论是切口设计还是手术着力点，几乎是全盘照搬正常人鼻整形的切口设计与方法，尚未形成具有鲜明唇裂鼻畸形矫治特色的理论和手术方法。另外，唇裂鼻是由鼻头和鼻背两大部分构成，但还鲜有对唇裂鼻背畸形特点和整复方法的研究。这些都是值得思考和研究的重要课题。

（制图：李精韬）

唇鼻裂临床研究

6. 新旋转推进法：华西法Ⅰ、Ⅱ、Ⅲ

唇裂手术效果评估一直是术式改进的重要环节。自 20 世纪中后期 Farkas 将面部标志点和实体测量方法引入唇裂研究以来，国内外学者通过客观定量测量的方式，比较术前术后鼻唇部形态变化规律，极大地推动了唇裂整复技术的改良与精进，使唇裂整复的效果变得越来越让人满意。

随着科技的进步与发展，唇裂研究的技术手段也越来越多样化，本部分将针对近十年来应用的新技术，对单侧唇裂的临床研究进行介绍。

Bilwatsch 为了评估单侧唇腭裂患者裂侧与非裂侧的面部对称度差异，研究纳入实施了 Tennison-Randall 整复术的单侧完全性唇腭裂患儿 22 例，通过 3D 测量分别获取上唇、鼻孔及面中份的体表数据，结果发现鼻部和面中份相关的对称性参数差异具有统计学意义，而两侧上唇体积差异无统计学意义（图 10、图 11）。

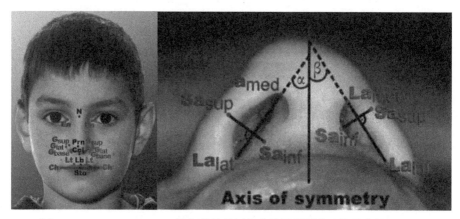

图 10　Tennison-Randall 整复术的单侧完全性唇腭裂患儿的体表数据测量

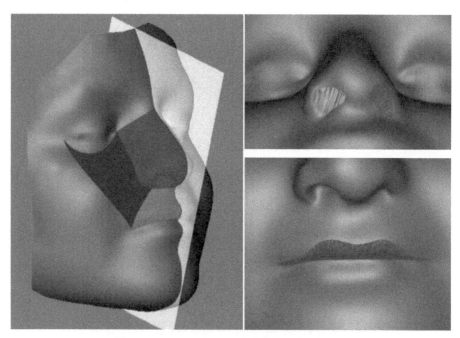

图 11　Tennison-Randall 整复术的 3D 测量模型

Schwenzer-Zimmerer 进行了一项前瞻性研究：借助 3D 扫描仪获取并记录患者术前术后面部容貌，根据术前影像个体化设计唇裂整复方案，随后将术后数据与年龄相仿的正常组进行对比观察分析。结果显示术后各项观测指标均达到正常组水平（图 12）。

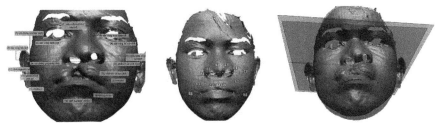

图 12　借助 3D 扫描仪进行的整复方案（彩图见彩插 1）

Ayoub 利用基于视觉捕捉技术的 3D 影像设备获取并对比分析单侧唇腭裂患者与正常对照人群的面部图像，结果显示：患者组裂侧与非裂侧的唇峰点均向裂隙侧、后侧偏斜；患者组人中宽度大于正常对照组数值；上唇皮肤的唇高在组间比较显示差异无统计学意义；患者组上唇扁平，缺乏足够的凸度。

Liao 为了比较探究 Grayson 和 Figueroa 的鼻-牙槽突成形技术的效能及并发症的发生率，设计了双盲、回顾性研究，其中 31 人施行 Grayson 矫治，32 人施行 Figueroa 矫治。通过面部照片测量以记录鼻孔高对称率、鼻孔宽对称率、鼻小柱角、塑形频率。面部过敏、黏膜溃疡可反映观察目标。结果显示：两种技术在恢复鼻孔高对称性和鼻小柱角无统计学差异，Grayson 技术在改善鼻孔宽对称性方面具有优势，但其效率较低，且黏膜溃疡风险高于 Figueroa 矫治 (图 13)。

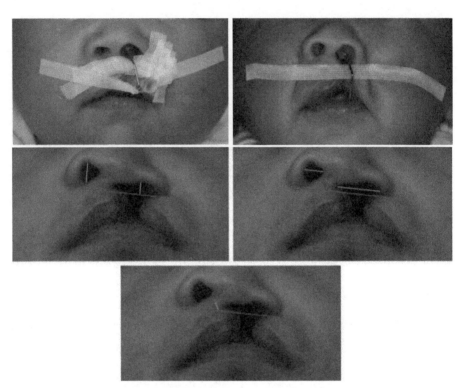

图 13 通过面部照片测量以记录鼻孔高对称率、鼻孔宽对称率、鼻小柱角、塑形频率。面部过敏、黏膜溃疡可反映观察目标

  Mulliken 应用旋转推进技术完成 99 例单侧唇裂整复，通过术中、术后直接测量鼻唇形态，分析对比唇高、唇宽和半侧鼻宽的变化。结果显示：裂侧鼻底宽呈逐渐变宽的趋势；术中唇高大于非裂侧，6 岁随访时唇高达到双侧对称；垂直向距离略有不足，随访时差异无明显变化；术中唇宽不足，随访时两侧差异小于1mm。因此，Mulliken 建议缝合鼻翼基脚时应将其固定于鼻肌或骨膜处；术中唇高应恢复至双侧对称或裂侧轻度长于非裂侧；考虑裂侧唇宽生长速度较快，建议将裂侧唇峰点向口角侧移动以重建唇高对称性（图 14）。

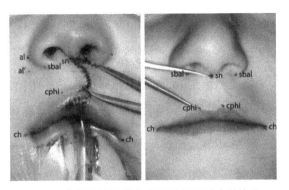

图 14　应用旋转推进技术测量鼻唇形态的变化

　　Chou 设计了回顾性研究以评估单侧完全性唇裂患者的唇畸形程度。研究纳入 168 例单侧唇腭裂患者，由同一名高级外科医师在全麻下完成测量，参数为唇高、唇宽、人中长度及红唇厚度，并将其与正常对照组进行比较分析。结果发现：非裂侧上唇的唇高、唇宽及红唇厚度均大于裂侧；非裂侧测量值则与正常对照组无明显差异（图 15）。

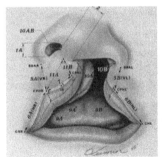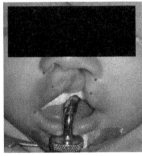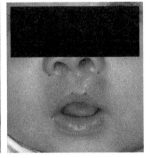

图 15　单侧完全性唇裂患者唇畸形程度的研究

　　Chang 提出唇裂整复时切口线与口轮匝肌相互垂直，上唇反复运动更容易造成瘢痕形成，由此设计了一项随机、双盲前瞻性对照研究。该研究不间断纳入了 60 例施行单侧唇裂初期整复的患儿，按照随机顺序，分别在两组人群的肌肉周围注射肉毒素 A 和空白对照针剂，于 6 个月后根据温哥华瘢痕评价量表，对患者二维照片进行瘢痕评估与测量。研究结果显示：59 例患儿完成了全部研究内容，实验组（肉毒素 A 注射组）中瘢痕宽度明显小于对照组，但温哥华瘢痕评价量表的结果提示两组组间差异无统计学意义。该实验提示肉毒素注射于口轮匝肌周围可以缩窄瘢痕宽度，但对于改善瘢痕的形态和质地效果不佳（图 16）。

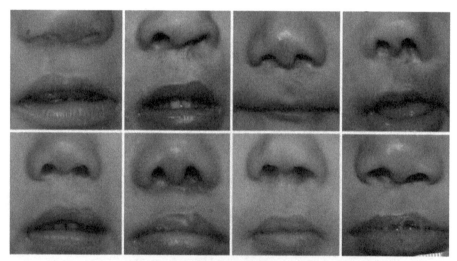

图 16　肉毒素注射于口轮匝肌周围可以缩窄瘢痕宽度，
但对于改善瘢痕的形态和质地效果不佳

Tse 为了明确三维立体摄影在单侧唇腭裂患者术前畸形的测量评估中的可靠性，不间断地采集了 26 例单侧唇腭裂患者的术前 3D 图像。3 名评价者分两次对其进行间接测量，其中 1 名观察者在手术开始前完成实体直接测量，测量指标共包括 26 项线性和角度参数。研究结果显示：评价者自身一致性和评价者间一致性均理想；不同测量方法之间得出的测量值相关系数波动范围在 0.4 ～ 0.75，鼻部测量值差异少于 1mm，而唇部测量值差异在 0.8 ～ 1.3mm。Tse 认为三维立体摄影对测量鼻唇部形态可以提供可靠的数据（图 17）。

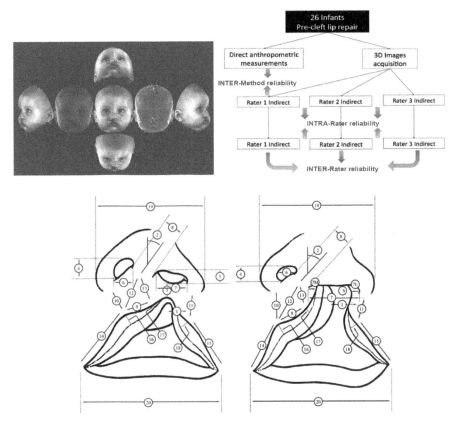

图 17　三维立体摄影对测量鼻唇部形态可以提供可靠的数据

Russell 提出为了改善唇弓旋转以获得对称的唇高，Millard 旋转推进技术的改良式中常联合应用侧唇红白唇嵴上方的小三角瓣。为了探究这一改进对单侧唇裂整复效果的影响，他采用

3D 照片测量分析了 90 例施行了单侧唇裂整复术患儿的术后唇高
（鼻小柱基点至唇峰点）不对称率，其中全部手术由 3 名唇腭裂
外科医师完成，39 例运用低位小三角瓣技术；平均随访时间为
4.2 年。结果显示运用侧唇小三角瓣能够更好地重建唇高的对称
性（图 18）。

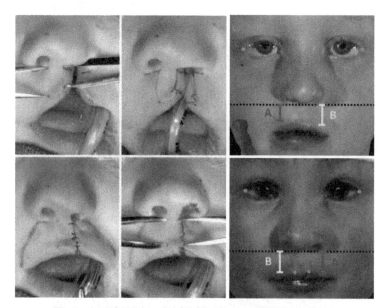

图 18　运用侧唇小三角瓣能够更好地重建唇高的对称性

　　Kluba 通过测量单侧唇裂患者术前术后标准照片，并与同龄
对照组比较，经统计分析后得出：鼻孔宽及鼻底宽对称性恢复良
好，鼻尖角恢复至正常水平；上唇高度略有不足，上唇红唇长
度增加而宽度减小；裂侧鼻孔长轴角扁平，明显小于正常值。
Kluba 在文章中指出：面部测量评估应该在发现和克服治疗缺陷
方面发挥至关重要的作用（图 19）。

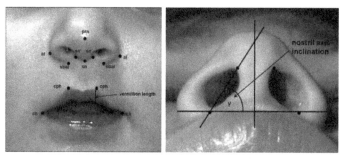

Comparison of changes by surgical treatment

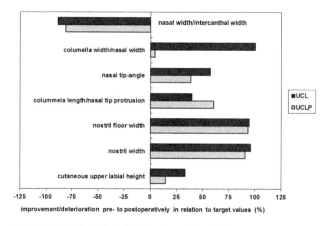

图 19　面部测量评估应该在发现和克服治疗缺陷方面发挥至关重要的作用

Lonic 认为在单侧唇裂初期整复时联用鼻部矫形有益于改善患者整体鼻唇外形，但是并非所有的结果都能达到预期。为了明确初期鼻整形时的过矫正技术的效能，Lonic 设计完成一项回顾性研究：研究分为在单侧唇裂初期整复时行 Tajima 切口的过矫正组（$n=19$），而另一组为无鼻翼缘切口的非过矫正组（$n=19$）；随访周期至少为 1 年；测量分析仰位向照片相关指标：Ac 角、鼻翼高度比、鼻翼宽度比、鼻孔高度比、鼻孔宽度比及鼻小柱偏斜角。结果显示：在所有的测量指标的比较中，过矫正组的鼻翼高度比为 0.983，优于非过矫正组的 0.941；过矫正组鼻孔高度比为 0.897，优于非过矫正组的 0.680（图 20）。

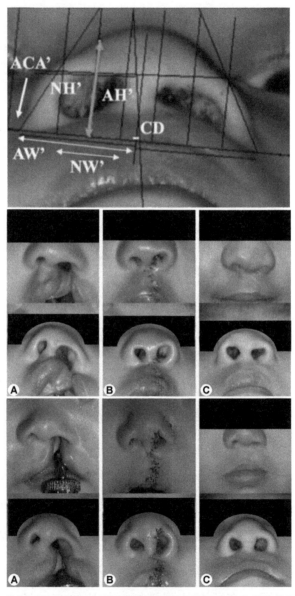

图 20 在单侧唇裂初期整复时联用鼻部矫形有益于改善患者整体鼻唇外形，但是并非所有的结果都能达到预期

国内方面，四川大学华西口腔医院早在 20 世纪 80 年代便率先引进并改良了 Millard 旋转推进法进行唇裂初期整复，在此过程中如何确保裂隙侧唇峰充分下降至对称水平成为改进的关键问题。笔者团队分析了怎样才能下降唇峰和增加唇高对称性，并在此基础上针对不同程度畸形设计了四种个体化唇裂整复方案。随后对唇裂畸形及其在手术中运动变化的几何学原理进行分析后发现，裂隙侧唇峰点下降的关键在于延伸切口末端点的位置，该点应位于双侧唇峰点与人中切迹点构成角的平分线上，且切口形式不影响唇峰下降。此后笔者简化了手术设计，以便同行掌握应用，最终演变为现在的梯式旋转下降法，即"华西法"（图 21）。

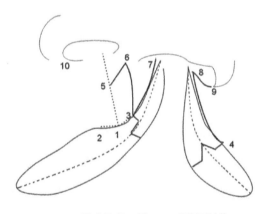

图 21 梯式旋转下降——"华西法"

国内专家何星等通过测量照片发现，上唇宽度和上唇高度在术前、术后 1 周及术后 1 年之间均没有相关性，说明不管术前唇裂的严重程度如何，经过"华西法"初期整复后上唇均能保持较好的对称性。张睿等通过照片测量发现单侧唇裂经"华西法"整复后，裂隙侧与非裂隙侧鼻唇标志点能恢复较好的对称性，且随时间逐渐改善。胥毅在二维照片分析基础上，通过石膏三维测量分析"华西法"整复术后效果及其变化规律，进一步推进了该术式的定向改进：唇宽对称性完全恢复正常且效果维持良好，唇高也可恢复至对称水平；矢状向上，"华西法"能有效改善鼻唇突度。（图22、图23、图24）

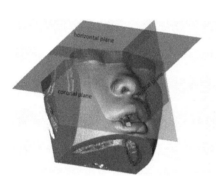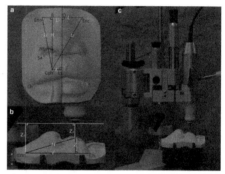

图22　"华西法"能有效改善鼻唇突度（彩图见彩插2）

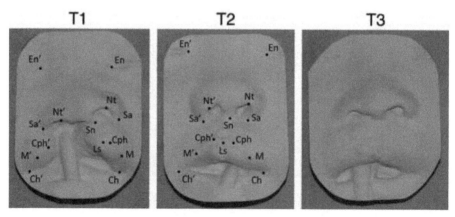

图23　通过石膏三维测量分析"华西法"整复效果（彩图见彩插3）

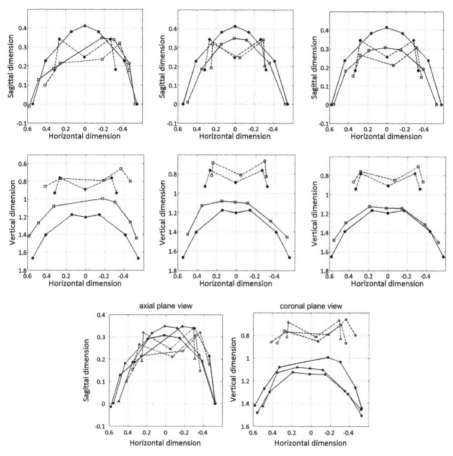

图 24 "华西法"有效改善鼻唇突度的变化规律

　　这些研究也发现了"华西法"唇裂整复后易出现的不足：一是鼻小柱基部未能彻底恢复至面中线，且术后中线偏离问题逐渐加重；二是鼻唇部前后向突度在术后均减小，尤其是鼻部畸形复发最为常见。在随后的改良中，一方面将口轮匝肌的缝合方式由端端变为端侧，另一方面将裂隙侧口轮匝肌与鼻小柱基部缝合，纠正偏斜鼻小柱。针对鼻部畸形，笔者通过观察对比东方人鼻形态与西方人的差异，总结出鼻畸形整复的"二焦点"理论，极大改善了鼻部整复效果（图25）。

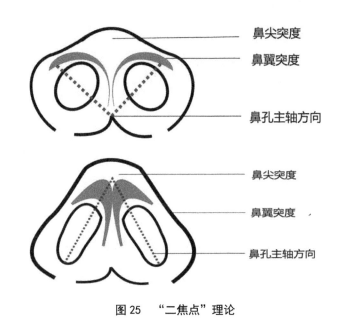

图25　"二焦点"理论

7. 在双侧唇裂研究的基础上创新唇弓重建设计与技术

　　双侧唇裂的整复效果因其畸形的特殊性，往往难以达到预期水平。通过临床观察，我们可以总结出如下特点：前唇与侧唇间唇高不协调；前唇唇红组织色泽上与侧唇存在差异；前颌骨与侧方颌骨间存在较大的前后向落差，且常伴有前颌骨扭转；鼻小柱过短，整复后鼻唇角变钝或消失较常见；双侧鼻翼塌陷，鼻穹窿消失。由此产生的医源性或继发性鼻唇畸形常表现为白唇处瘢痕组织明显，唇峰不对称，人中切迹消失至唇弓形态不良；人中凹、人中嵴外形缺失；唇红不对称，尤其干湿黏膜组织形态不对称；唇珠缺失，鼻小柱过短，鼻尖低平，鼻底过宽等（图 26）。

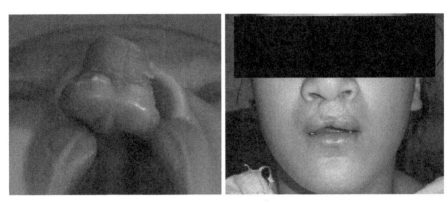

图 26　双侧唇裂（彩图见彩插 4）

为了不断提升与改进当前术前及外科整复技术，国内外学者运用不同技术手段，完成了诸多成效显著的临床研究。

Lee 为了对比储备叉形瓣与 NAM 矫正鼻小柱短小畸形的术后效果差异，设计了一项回顾性研究：研究设立叉形瓣组、NAM+ 初期鼻整形组及正常对照组。分别在术前及 3 岁时以标准仰位像照片测算鼻小柱长度。结果发现：两个实验组术前初始平均长度分别为 0.49mm 和 0.42mm；经 NAM 治疗后，鼻小柱长度延至 4.5mm；3 岁复诊时叉形瓣组的鼻小柱长度仅为 3.3mm，而 NAM+ 初期鼻整形组其数值为 5.98mm，与同龄正常对照组的 6.35mm 无统计学差异。通过外科医师的综合评估，Lee 认为叉形瓣组患儿均需要行二期鼻整复，进行了 NAM+ 初期鼻整形的患儿则无再次手术的必要（图 27）。

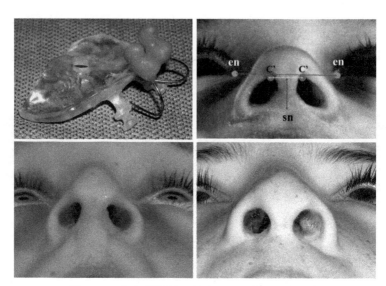

图 27 NAM+ 初期鼻整形的患儿无再次手术的必要

2011 年 Grayson 和 Cutting 团队介绍了双侧唇腭裂患儿施行 NAM+Cutting 式初期鼻整形后长达 12 年的远期效果观察：鼻尖凸度、鼻翼基脚宽度、鼻翼宽度、鼻小柱长度及其宽度均达到同龄正常组水平；鼻翼宽度略宽。研究提示：施行 NAM+Cutting 式初期鼻整形后，可以很大程度上重建接近正常的鼻形态。

Liao 同样为了比较探究双侧唇腭裂患者使用 Grayson 和 Figueroa 的鼻-牙槽突成形技术的效能和并发症发生率，设计了双盲、回顾性研究，其中 27 人施行 Grayson 矫治，31 人施行 Figueroa 矫治。通过面部照片测量以记录鼻小柱长度比率、鼻翼宽度比率、鼻底宽度比率、鼻孔形态、鼻尖角、鼻唇角和鼻底角以及塑形频率。面部过敏、黏膜溃疡可反映等观察目标，结果显示：两种技术在恢复鼻小柱长度比率、鼻底宽度比率、鼻孔形态、鼻尖角、鼻唇角、鼻底角均无统计学差异，Grayson 技术在改善鼻外形时效率较低，且黏膜溃疡风险高于 Figueroa（图 28）。

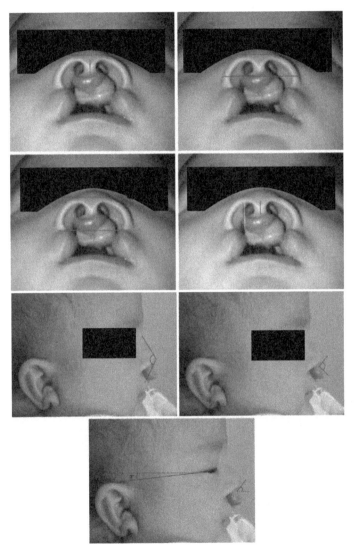

图 28　Grayson 和 Figueroa 的鼻 - 牙槽突成形技术的比较

Russell 应用 SymNose 软件对双侧唇腭裂患者术后的唇部
对称性进行了定量评估。作者设计了多项唇部对称性测量参数以对比分析病例组与正常组间差异。结果提示，双侧唇腭裂患者的上唇边界不对称率呈上升趋势。这一结论也对通常认为的双侧唇腭裂患者术后唇形态具有良好对称性的观点提出了挑战（图29）。

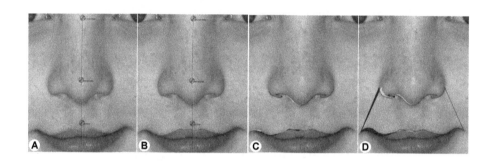

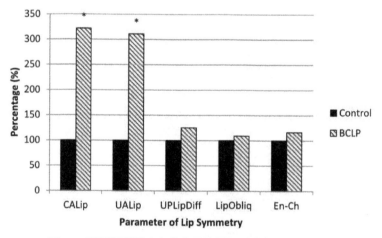

图29 双侧唇腭裂患者的上唇边界不对称率呈上升趋势

近年来，笔者团队在较为详尽的观察双侧唇裂术前、术后畸形特点的基础上，借鉴 Mulliken 相关技术理论，创新性提出了唇弓重建双侧唇裂整复术，提高了最终整复效果（图30、图31）。

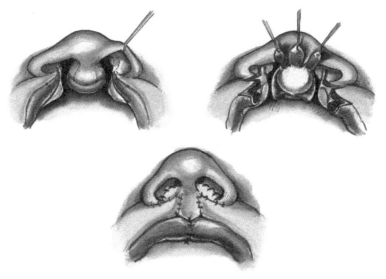

图 30 唇弓重建双侧唇裂整复术的实施

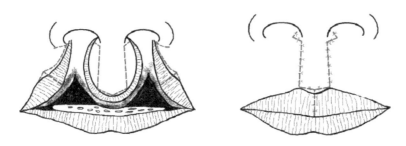

图 31 唇弓重建双侧唇裂整复术的整复效果

随后，国内专家钦传奇、钟天航对治疗效果进行了基于石膏模型的术后即刻、中期及远期三维客观测量评估，结果显示：前唇长度持续增加，且生长速度快于对照组儿童；人中下份宽度明显增加；术后4年前唇人中基本对称，且模拟效果较满意；鼻底逐渐变宽，术后4年仍继续变宽，宽于同龄正常水平；鼻小柱长度在术后可得到延长，但从中期效果来看，仍短于正常值；前颌骨在改良术术后1年持续后缩（图32）。

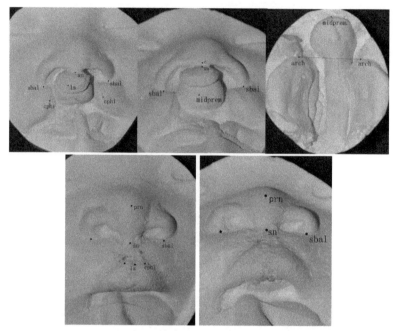

图32　国内专家钦传奇、钟天航对治疗效果进行了基于石膏模型的术后即刻、中期及
远期三维客观测量评估

8. 在双侧唇裂研究的基础上，整复应符合中国人鼻形

对于唇腭裂患者的修复治疗而言，医患双方过去往往将注意力集中在上唇形态的重建与恢复上，唇裂鼻畸形的矫正经常被忽视。随着国内外同行对唇裂畸形认识的不断加深和唇裂整复技术的持续改进，唇部最终整复效果也变得越来越理想。与此相反，初期唇裂整复术后遗留鼻畸形的临床表现极其多变，且外科医师对唇裂鼻畸形的认识相对局限，其整复效果很难令患者满意。因此，唇裂鼻畸形整复成为唇腭裂序列治疗最具挑战性的部分。

虽然评估唇腭裂患者面部生长发育状况和语音效果的标准已经建立并得到广泛认可，但是如何准确评估唇裂鼻畸形严重程度及其二期整复效果仍有待解决。许多学者认为统一的评价标准有利于加深对唇裂鼻畸形的认识，有利于唇裂鼻畸形整复技术的提高与改进，有利于唇裂鼻畸形整复效果的进一步完善，为唇腭裂患儿的正常身心发育创造条件。以下就唇裂鼻畸形相关的临床研究进行简单介绍。

（1）临床直接评估

临床直接评估是外科医师掌握唇腭裂患者畸形状况的关键，它可以快速、全面地提供鼻唇部的三维信息，为准确的畸形分析与整复创造条件。临床直接评估形式可分为活体直接测量和石膏模型测量。人体测量学先驱Farkas的突出贡献在于明确定义了面部测量点，提出面部形态测量标准，极大地推动了唇腭裂患者畸形及其整复效果的研究发展（图33）。

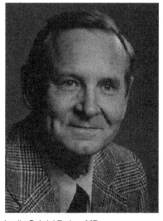
Leslie Gabriel Farkas, MD

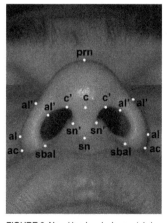
FIGURE 2. Nasal landmarks in mental view

图 33　Farkas 和面部形态测量标准

早在 20 世纪 70 年代，Farkas 就采用活体直接测量的方法对 74 名单侧唇腭裂患者的鼻长、鼻宽、鼻小柱长度、鼻翼长度、鼻小柱宽度、鼻翼基脚移位程度、鼻背偏斜程度和鼻小柱轴线偏斜程度进行了测量记录，并与正常组进行对比分析，首次提出了单侧唇裂鼻畸形主要原因在于组织移位而非组织发育不足。

Farkas 等人在 1993 年的研究中，用游标卡尺分别对捷克血统和北美血统的 254 名唇腭裂患儿的术前术后鼻部形态进行了细致全面的测量。这一研究从数据上阐释了唇裂鼻畸形的临床特征，从而为外科医师选择相应治疗方案提供了参考。但是，研究中两组人群基线的一致性较差，捷克血统组的年龄（3 ～ 12 个月，81 例患者）明显小于北美血统组（6 ～ 29 岁，173 例患者），组间比较结果的可信度并不理想；两组人群所实施的整复术式也存在明显差别，而且没有根据测量结果对畸形状况和整复效果进行深入探讨；测量人员的背景、组成在文章中也没有提及，观察者内和观察者间的测量一致性均未得到阐述，所以文章结论的有效性和可行性备受质疑。

Friede 等人在 1980 年的研究中，对 30 例唇腭裂患儿术后 4 ～ 10 年的面中份形态制取了石膏模型，并对其进行角度和线性测量发现：仅鼻翼基部对称性良好，唇裂鼻外形对称性较差。该研究客观量化了唇裂修复后鼻唇形态改变；其局限性在于制取模型费时费力，需要较大的存储空间，无法适用于非手术复诊患者。其他采用石膏模型测量研究单侧唇裂术后鼻唇形态变化的学者还有 Wittle J、 He X、Dusková M、Xu Y 等。

Assuncao 在 1992 年的研究中，通过单一观察者对 70 名单侧唇腭裂初期整复术后的遗留唇畸形进行的主观打分，研究形式为面对面观察，其中观察评价的内容分为三部分：红唇、白唇和手术瘢痕。这也为之后单侧唇裂鼻畸形的主观评价提供了思路。

（2）临床照片评估

随着标准照片成为存储患者信息的主要媒介，基于二维照片的测量与评价的临床研究也越来越普遍。这是因为照片具有可长期保存、无生理损害、便于同行间交流、可反复多次使用的诸多优点。尽管照片存在一定的缩放率和误差，但是有研究表明，角度测量和线性比例测量的结果具有理想的复测一致性和可信性。

对单侧唇腭裂患者的鼻唇形态的客观测量研究有很多，如：Pigott 在 1985 年的研究中发现正面和侧面照片都无法完整地呈现单侧唇裂患者的鼻畸形特征，他强调若要准确评判手术效果需要提供仰位向鼻部照片；Coghlan 等通过仰位像鼻部形态轮廓线的对称性测量，研究 Tajima 单侧唇裂鼻整形的早期、中期和远期手术效果；James 通过仰位照片测量对 Pigott 和 McComb 的鼻整形效果进行了对比研究，发现 Pigott 术式可以更好地恢复鼻部对称性，两种术式重建的鼻对称性均差于正常人；Kim 等人对单纯唇裂整复和唇裂鼻同期整复的鼻形态远期效果进行了对比研究，除了观察鼻孔对称性、鼻穹窿突度、鼻底宽度和鼻翼卷曲的情况，还测量了鼻尖突度、鼻小柱长度和鼻底宽度等相关数据；Liou 等人用仰位向鼻部照片测量鼻孔宽度、鼻孔高度、鼻穹窿高度、鼻小柱长度和鼻底宽度，对比使用了鼻-牙槽突矫治器产生的鼻形态学变化；Nagy 等人设计了基于仰位向鼻孔内形态对称性测量的方法，对单侧唇裂鼻畸形及其整复效果进行了数据对比，其测量指标主要有鼻尖比值、鼻孔对称性、鼻小柱偏斜和鼻孔内角度。（图 34）Flores 等通过照片测量对比术前术后患侧鼻底宽度、鼻小柱高度和鼻孔顶点高度数值变化，表明 Tajima 和 Dibbell 相结合的鼻整形术式可以恢复鼻孔对称性。

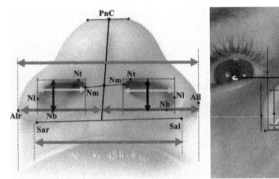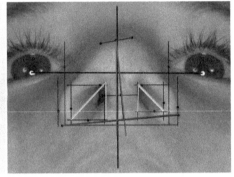

图 34　Nagy 等人设计了基于仰位向鼻孔内形态对称性测量的方法

单侧唇裂鼻畸形及其整复效果的主观评价研究如下所述：Sugihara 等人在研究中对 45 名唇裂患者的鼻部仰位照片进行了评价，观察内容分为 4 个方面，即：①鼻翼的不对称程度；②鼻背下份偏斜程度；③鼻尖畸形程度；④鼻小柱畸形程度和鼻孔不对称程度。Asher-McDade 等人设计了主观评价单侧唇腭裂患者面部外形的标准方法，研究媒介选择裁剪后的鼻唇部正位和侧位照片，以消除面部周围特征对鼻唇部形态评价时造成的干扰。所有照片由熟悉唇腭裂治疗的 6 位专家组成评议小组，运用 5 分制对观察区域内的鼻唇侧貌、鼻外形、鼻部非对称性和红白唇交接形态进行全面等级评价。后续研究结果表明 Asher-McDade 方法具有理想的可重复性和可信度，现已有其广泛用于欧美单侧唇裂鼻畸形整复效果的报道（图 35）。

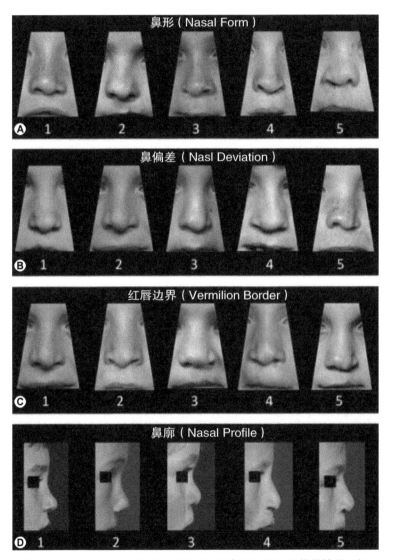

图 35　Asher-McDade 方法用于单侧唇裂鼻畸形整复的效果较为理想

（3）临床摄像评估

Morrant 和 Shaw 采用标准摄像评估单侧唇裂的整复效果，由一组外科专家对上唇功能和形态上的 9 个特征以及鼻部的 10 个特征进行评价；Benson 和 Richmond 结合头影测量摄像和数字化摄像对鼻唇部软组织形态进行直接测量；Trotman 等人用摄像记录唇裂术后静息状态和运动状态下的鼻唇形态，对鼻唇区域内的 6 处解剖标记点进行非对称性分值的比较。

（4）3D 技术评价

3D 成像技术评估单侧唇裂鼻畸形及其整复效果是一种相对先进的方法，医师可以精确测量和判断术后鼻形态效果变化，且不会因此给患者带来不便。3D 成像技术的准确度和可信度已得到广泛的认可，极具临床应用价值。

激光扫描应用于颅颌面部软组织的分析已有近 20 年的历史，该技术可以提供面部形态的三维量化数据。Foong 和 Duffy 分别将其应用于唇腭裂患儿面部畸形特征的量化研究。激光扫描的缺点在于捕获面部的全部形态需要 10 秒，很难将其用于年龄较小或不配合的唇腭裂患者。Yamada 采用计算机辅助 3D 光学扫描对唇裂修复术后患儿鼻孔形态进行测量分析，这种方法扫描时间更短，具有良好的安全性和精确度。

立体摄影系统因其简便、快速、准确、无身体损害的优点，越来越多的研究倾向于采用该技术进行单侧唇裂鼻畸形整复效果的评估。Nakamura 通过 3D 彩图对比唇裂鼻整形术前术后鼻外形的对称性、鼻尖突度和鼻翼形态的变化，单侧唇裂鼻畸形整复时鼻肌的解剖复位和消除鼻前庭衬里牵拉的操作，与鼻翼软骨重建同等重要（图 36）。

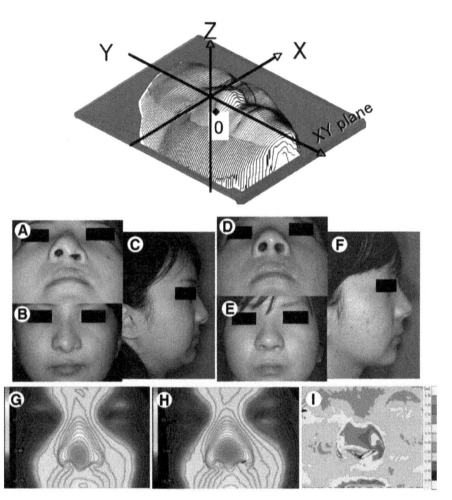

图 36　3D 彩图对比唇裂鼻整形术前术后效果（彩图见彩插 5）

van Loon 等利用立体摄影技术对实施了唇裂术后开放鼻畸形整复患者的鼻部体积和对称性进行了术前术后的对比分析，结果表明鼻部体积在术后并未发生明显变化，鼻部对称性较术前有了明显改善；Dixon同样利用3D图像测量鼻部对称性、鼻尖突度、鼻部体积、鼻宽等指标，研究单侧唇裂鼻畸形二期整复效果；Desmedt通过立体摄影图像计算鼻唇区域的不对称程度，并对鼻形态中各个要素进行主观等级评价，经相关性分析后发现，鼻唇区对称性的好坏并不影响美观度的等级，而红唇边界的美观度则取决于对称性的高低。

　　综上所述，唇裂伴发的鼻部畸形临床表现多样，对其进行准确的测量有助于整形外科医师认识畸形特征，对比术前术后鼻形态变化，评价手术整复效能，最终为整复效果的提高创造基础。尽管当前唇裂鼻畸形及其整复效果的评价标准并不统一，但是多数学者倾向于选择准确度更高、面部信息更全面的立体摄影技术作为评价唇裂鼻畸形严重程度及其整复效果的媒介，因此建立相应的三维坐标测量体系和正常人鼻形态三维数据库显得尤为必要。

　　四川大学华西口腔医院唇腭裂外科在使用临床照片客观测量分析术前畸形及术后效果的基础上，不断探究影响主观评价结果的关键因素：何星等通过比较分析角度测量值（鼻底倾斜角、鼻小柱倾斜角、鼻翼外展角）和线性测量值（鼻孔高度比、鼻孔宽度比、鼻孔周长比、鼻孔面积比、鼻翼长度比、鼻尖突度与鼻宽比）与主观评价间关系时，借助 Pearson 检验发现鼻翼长度比和鼻小柱倾斜角与照片主观评分之间有正性相关关系（图37）。

　　随后，李业平等设计了针对单侧唇裂鼻畸形的两角三线分区测量方法（图38），精准化评估术前畸形及其术后整复效果，通过对 80 张单侧唇裂鼻畸形患者鼻整复术后仰位照片分别进行主观评价和客观测量，利用多水平模型分析，明确了影响术后整复主观评价结果的关键性客观测量指标为鼻尖对称参数和鼻小柱长对称参数，进而为精准改进手术技术提供了理论依据。因此，我们可以得出一个初步结论：单侧唇裂鼻畸形的二期整复关键在于矫正鼻小柱和鼻尖部偏斜以及鼻小柱的不对称，以提高最终整复效果，改善患者满意度。

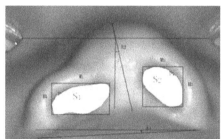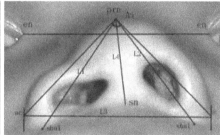

图 37　鼻翼长度比和鼻小柱倾斜角与照片主观评分之间
有正性相关关系

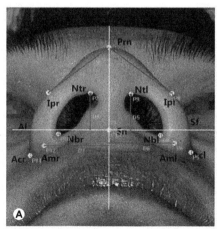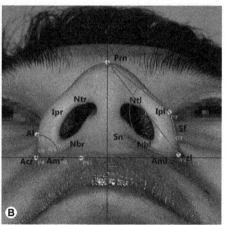

图 38　A：鼻尖对称参数、鼻底对称参数、鼻小柱长对称参数
B：鼻翼外凸角、鼻翼基脚内倾角

9. 手术技术创新与评估之间可以互相促进，螺旋式前进

　　唇裂是颌面部最常见的先天畸形，也是全身仅次于畸形足的第二大先天畸形。由于其位于面部，对患者的容貌、心理、社会接纳均造成很大影响。所以，努力提高手术效果，尽可能减轻唇裂相关鼻唇畸形是唇裂治疗追求的目标。如何在现有手术方法和技能的基础上，改进和提高唇裂整复手术的功效，一直是笔者思考与探索的课题。为此，近十余年来，我们积极应用评估手段，根据评估结果对唇裂手术方法和技术进行改进，使唇裂整体治疗效果得到了显著提高，建立了通过评估持续改进唇裂整复手术设计与技能的研究模式。

　　（1）手术评估方法的选择与应用

　　到目前为止，已经有大量的方法可以用于唇裂鼻唇术后效果评估，包括：主观分析、直接测量、照片测量、石膏测量、立体摄影，光学扫描计算机辅助系统（激光扫描、普通光学扫描），计算机辅助断层（CT、3DCT、锥形束CT），莫尔云纹成像，计算机辅助三维分析系统等。这些研究方法大体上可分为主观评估和客观评估两大类，后者又可分为一维测量、二维测量、三维测量等。在如此繁多的方法中，我们该如何选择？笔者认为在选择时可以遵循以下原则：与研究目的匹配，比如CT就不太适用于软组织的测量分析；简单有效，能直接测量完成的绝不增加间接评估环节，能用二维照片分析就没必要选择三维照相；便于开展

大样本大批量评估、客观条件要求不高、易推广，往往一些新的研究手段在起步阶段由于技术所限，导致装备条件和使用便捷性差，不易被广泛推广，难以满足大样本研究的需要。根据以上原则初选后，我们还要了解每个方法具体的优缺点，才能做出研究手段的精确选择。主观评估主要由评估者（医师、非专业人士、患者或患者家属等）对患者容貌进行主观评价（具体实施手段包括分等级、5 分制打分、9 分制打分或可视化量尺打分等），该评价方法简单易行，但是可信度稍差，目前已逐渐被淘汰。

直接测量实际属于一维测量法，利用简单的测量工具（如：软皮尺、直尺、游标卡尺、量角器、两脚规等）直接在患者面部或是患者的面部模型上测量。

其中 Farkas 等在面部测量方面发表了大量文章，建立了面部测量标准，使其被称为现代面部软组织测量研究之父。直接测量最大的优点就是方便、快捷、花费少，对仪器环境等因素要求较低；缺点是只能获得一维信息，不能准确定位鼻唇标志点的平面及三维空间位置，且精确度稍差，与测量者的经验有较大相关性，需要被测者的配合，然而年龄较小的唇腭裂患儿往往较难配合。该方法可用，但是使用条件是当研究目的仅为测量分析一维信息时，如唇高、唇宽等。

二维测量最常见的就是照片测量，随着科技的发展，照相机的出现丰富了唇裂手术评估手段，将 Farkas 的基本测量理论（如测量定点和测量指标等）加上照片这种手段就形成了另一种评估方法——照片测量，但由于照相是将一个三维的物体投照在二维的平面上，这就导致面部解剖结构之间的空间位置关系，特别是在正对摄像方向上的影像不能真实表达，即失真，如鼻这个面部表面的立体解剖结构。因此，我们需要从不同的角度来对面部不同的解剖结构进行记录。这些照相的角度主要包括：正位和侧位的全面部照、仅显示鼻唇区域的局部照、颏下斜位照。除了以上体位以外还有一些其他的照相体位，甚至不同的研究者在运用同一照相方式时其角度也不是绝对一致的，这不利于各研究者之间进行学术交流，而且随着光线、被测者与照相机之间距离的变化，所得到的照片也会因为变形而不同。因此照相角度的标准化是非常必要的，在标准化照相发展中，Fricker 做出了重要贡献。照片测量简单、便捷、花费少，而且照片数码化后非常便于资料存储，是一种适于大样本研究分析的方法，但是鉴于其将三维物体投照在二维平面上会产生影像失真、变形的固有缺点，该方法主要适用于裂隙侧与非裂隙侧的二维对比研究。

由于二维照相存在一些内在的缺陷，随着技术的发展，出现了一种新的测量技术，即三维测量。三维测量根据所用设备不同大概有以下几种：石膏三维分析、立体摄影、光学扫描计算机辅助系统、计算机辅助断层（CT）、莫尔云纹成像、计算机辅助三维分析系统等。

石膏三维分析就是通过三维坐标系的建立来分析鼻唇三维信息及其变化，该方法需要的客观条件简单，便于推广及进行大样本研究。虽说它是一种三维模拟技术，但是它也真实完整地记录了鼻唇三维信息，而且研究也证实了石膏模型在记录面部三维信息中的可靠性和精确性，因此总体而言该方法是一种便于普及的三维测量技术。

立体摄影实际上是运用双目视觉原理，首先从两个角度以相同的距离同时对被照物体进行二维照相，然后运用技术将这两张照片合成在一张照片中，形成立体照片。由于该方法在没有辐射的情况下获得被测者面部的三维信息，利于精确的三维数字化测量分析，目前已逐渐取代二维照片，成为唇裂手术评价的主流方法，特别是在欧美发达国家。但是，其昂贵的费用及复杂的操作限制了它在发展中国家的应用。

光学扫描计算机辅助系统就是运用光学探头（包括普通光学探头和激光探头）对被测物表面进行连续扫描，构建三维坐标系，准确采集面部各点的三维坐标信息，自动输入计算机辅助系统，再由相应的软件计算测量。该方法的主要缺点就是扫描时间较久，一般至少需要 10 秒，在此期间要求被测者完全静止，这对患者特别是年龄小的唇腭裂患儿而言是不可能的。

计算机辅助断层（CT），特别是精度高且辐射剂量相对较小的锥形束 CT 在面部畸形测量评估中有一定的应用价值，但是由于其成像原理，它主要运用于硬组织分析，而对软组织成像效果略差，且扫描时间长，在这段时间内被测者不能动，否则将影响扫描结果，同时由于存在辐射，所以目前很少采用这种方式进行唇裂手术评估。

另外，莫尔云纹成像以及计算机辅助三维分析目前极少用于唇裂手术评价。

（2）评估结果在改进唇裂手术方法与技能中的应用

笔者所在单位于 20 世纪 80 年代引进 Millard 旋转推进法进行唇腭裂手术。在该术式运用的过程中，夏田等将主观评估与照片测量综合运用于术后效果分析，发现在畸形较重（Ⅲ度唇裂的裂隙侧与非裂隙侧唇高差＞3mm，裂隙侧与非裂隙侧上唇面积比＜ 0.7）的患者，应用旋转推进法下降裂隙侧唇峰不足，很难取得满意的效果。当时，还有另一种运用较广的唇裂整复术——Tennison 下三角瓣法，但是邓典智等通过计算机辅助照片分析后发现，旋转推进法相对于下三角瓣法更符合唇裂畸形的生理性复位。因此，笔者单位后来并没有选用下三角瓣法，而是努力改进旋转推进法，特别是针对畸形较重的患者。在改进过程中怎样下降裂隙侧唇峰就成了改进的关键所在。

笔者与团队分析了怎样才能下降唇峰、增加唇高，并以此为基础设计了针对不同畸形程度的 4 种个体化单侧唇裂整复术。随后笔者与团队对唇裂畸形及其在手术中运动变化的几何学原理进行分析后发现，裂隙侧唇峰点下降的关键在于延伸切口末端点的位置，该点应位于双侧唇峰点与人中切迹点构成的角平分线上，不超过非裂隙侧人中嵴，而切口形式并不改变唇峰下降。之后笔者将该原理用于改进其个体化唇裂整复术，从而将手术设计由 4 种减少到 2 种，以便于手术的运用与推广。在此基础上，个体化唇裂整复术通过进一步改进，最终演变为后来的梯式旋转下降法（即"华西法"）。Xing 等通过照片测量发现，唇宽在术前与术后 1 周（$r=0.127$，$P=0.563$）、术后 1 年（$r=0.059$，$P=0.788$）之间均没有相关性，唇高在术前与术后 1 周（$r = -0.364$，$P = 0.088$）、术后 1 年（$r = -0.227$，$P = 0.297$）之间均没有相关性，说明不管唇裂有多严重，经过"华西法"整复后，上唇均能维持较好的对称性。Zhang 等也通过照片测量发现单侧唇裂经"华西法"整复后，裂隙侧与非裂隙侧鼻唇标志点能恢复较好的对称性，且对称性在术后可逐渐改善。以上研究均采用二维照片分析法，还不能彻底反映"华西法"在唇裂整复上的优越性，因此有必要通过三维方法来分析"华西法"整复术的效果及术后变化，为该方法的运用、推广以及进一步改进奠定坚实的基础。因此，我们将石膏三维分析用于"华西法"术后效果评价，结果发现针对上唇设计的"华西法"能很好地矫正唇部移位畸形，唇宽对称性完全恢复正常且效果能够维持，唇高也能逐渐发育至对称（Cph：$P = 0.322$，Cph'：$P = 0.081$）；同时本研究也评价了以前手术评价中常忽略掉（或者说是照片测量等二维手段无法实现）的矢状突度问题，"华西法"能明显改善鼻唇矢向突度（Sa'：$P = 0.456$，Nt'：$P = 0.067$）。通过这样一个完善的分析方法，我们也发现目前"华西法"整复后易出现的两个问题：一是鼻小柱基部未能彻底恢复至面中线，从而导致鼻唇中线与面中线不一致，且术后中线偏离问题逐渐加重；二是所有鼻唇标志点前后向相对突度在唇裂术后均减小，特别是鼻部标志点，导致鼻畸形复发塌陷。对于第一个问题，我们目前采取的手术改进措施是改变口轮匝肌的处理方式。之前"华西法"强调口轮匝肌的脱套式解剖及其端端缝合，从而恢复口轮匝肌的完整性并将其旋转至正常横向，现在通过测量研究发现问题后，将裂隙侧口轮匝肌的上端与鼻小柱基部缝合，从而将鼻小柱基部拉至面中线，以矫正中线偏离的问题，将两侧口轮匝肌端对端缝合法改进为裂隙侧口轮匝肌与非裂隙侧口轮匝肌的端对侧缝合方法。对于第二个问题，一方面笔者通过观察发现东方人鼻形态与西方人存在差异，东方人的鼻除了鼻尖凸点以外鼻翼也存在凸点，从而总结出鼻畸形整复的"两焦点"理论，以此为指导，在唇裂整复（特别是二期整复）中恢复并维持鼻翼突度是成功整复的关键所在；另一方面笔者团队进一步提出组织工程学技术的应用等设想，开始探索生长因子对肌肉等结缔组织的生长刺激作用，期望运用组织学方法辅助矫正鼻唇畸形。

（3）评估与术式改进的关系

从手术到手术评估，再到手术改进，是一个螺旋上升的循环。首先要根据当时的条件与研究目的来选择手术评估方法，然后根据手术评估结果来改进手术，再选择别的评估方法来评估改进后的手术，从而发现新的问题，再进一步改进手术。所以，在螺旋上升的每一环节，评估方法始终要因需要而选择，要以研究目的为导向，要清楚地认识到评估方法只是手段而已，研究内容才是关键，切莫本末倒置，片面追求研究手段，而没有创造性的研究内容，这样就不可能对临床工作产生指导和帮助。评估手段是一个不断完善的过程，永无止境，手术方法的改进与提高也是一个无止境的过程，所以选准二者的结合点就显得尤为重要，评判标准就是看对提高整复效果有无实质性帮助。所以，评估可以因人而异，因研究目标而异，因研究条件而异，不变的是评估—

改进-再评估-再改进的模式。唇裂手术与评估中切忌"一评永远，一评了之"，要反复评估，多角度评估，不同样本评估，方能从评估中发现问题，达到评估目的。

总之，唇裂整复是一个复杂的系统工程，只有不断评估-改进-再评估-再改进才能不断提高其整复效果，从而让更多的唇裂患者达到身心健康，被社会接纳。

（制图：石冰、李业平）

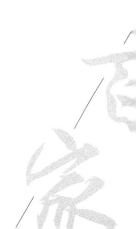

术前正畸的研究

10. 术前正畸的效果与新旋转推进法密切配合

近些年，唇裂整复术的整复效果得到了明显的改善，大多数患者实施唇裂术后效果十分理想。然而，唇腭裂继发产生的鼻部畸形需要二次手术进行治疗。随着外科医师、患者和患者家属对唇腭裂患者术后外形要求的提高，唇腭裂整复手术的治疗不仅仅局限于单纯的唇部和腭部的裂隙。唇腭裂患者希望对继发的鼻部畸形和牙槽突畸形进行早期矫治，恢复到正常的位置关系。术前鼻-牙槽突矫治（Presurgical Nasal alveolar process Molding，PNAM）在唇腭裂患儿术前正畸治疗过程中扮演着重要的角色。本章重点介绍该矫治技术的适应证，治疗的标准化流程。

（1）适应证

①最佳治疗时机：患儿出生后 10 天～ 2 月龄。PANM 的治疗没有明确的时间限制，出生后即可开始治疗，最晚的治疗时间可以推迟到 2 月龄，开始的时间越晚甚至超过 2 月龄并不代表治

疗效果不佳，尽早开始治疗能够缩短唇腭裂患儿适应矫治器的时间。此外，患儿在 2 月龄以前接受治疗能够减少患儿舌体和四肢对治疗的干扰。特别强调，不建议出生后立即进行 PNAM 的治疗，新生儿出生后的 10 天内容易出现食物反流的现象，如果在此时期进行取口内印模的工作，将增加取模过程中窒息的风险。如果患儿就诊时距出生时不足 10 天，可以对患儿家属进行关于唇腭裂患儿喂养和护理方面的宣教，以减少患者的紧张情绪。

②非综合征的唇腭裂患者：综合征的唇腭裂患者并不是不能进行 PNAM 治疗，这类患者治疗效果不如非综合征的唇腭裂患者效果改善明显，而且治疗周期会延长 2～4 周。常见的综合征包括面中份发育不全综合征和 van+der+woude+ 综合征。

（2）PNAM 治疗的标准化流程

1）初诊检查：由唇腭裂治疗小组成员对唇腭裂患儿的畸形程度做综合评估，明确诊断，排除综合征性唇腭裂，根据患儿的诊断和畸形程度制定相应的治疗流程。同时对患儿家属进行唇腭裂序列治疗宣教，告知正确的喂养和护理方式，缓解患儿家属的心理压力，使患儿家属能配合治疗。

2）取模：唇腭裂患儿上颌印模的获取是治疗的关键，首先精确完整的上颌印模是 PNAM 矫治器制作的关键；第二，取印模的过程是可能导致患儿产生窒息的危险环节；第三，父母参与取模的全过程，能够增加患儿家属对治疗的信心，提高依从性。所以取模型过程是一般在门诊诊断室完成。初次取模如无经验，也可在手术室中进行，并有麻醉师在旁监护。取模时，患儿取仰卧位平躺；医师位于患儿头顶位，检查患儿口腔大小，选择适合的自制个别托盘。印模材料选用藻酸盐印模材料，调拌均匀，置于托盘内，旋转托盘进入患儿口腔，托盘后缘就位，使过多的印模材料从前唇部位挤出，固定托盘直至印模材料凝固，在这个过程中尽量保持患儿处于开口状态，观察印模材料的流动情况，避免印模材料流入咽后壁。旋转取出口腔印模，再次观察患儿口腔内是否残留印模材料，石膏灌注模型。取模过程中要注意观察患儿通气情况，确保婴儿能进行自主呼吸，患儿哭闹有助于呼吸。

3）PNAM 矫治器的制作：PNAM 矫治器由口内部分（引导板）和口外部分（鼻托）组成，通过 0.8mm 的不锈钢丝连接。口内及口外矫治器均由自凝塑料构成。鼻托连接于口内矫治器的前庭处。口内部分和口外部分并不是在同一时间完成，鼻托是在复诊的过程中添加上去的，主要目的是让患儿逐步适应 PNAM 矫治器。制作过程：第一步，修整石膏模型（图 39A）；第二步，用蜡填平模型的倒凹，利于矫治器脱位，再用蓝笔画出矫治器基托需覆盖的牙槽突及腭部范围（图 39B）；第三步，调拌适量的自凝塑料（丙烯酸树脂），根据事先确定的范围制作口内引导板，并对引导板的边缘进行打磨抛光（图 39C）；第四步，安装引导板的固位钮（图 39D）；第五步，使用 0.8mm 的不锈钢丝弯制连接体，一端位于固位钮内，一端向前上形成鼻托支架，调拌适量自凝塑料，根据事先确定的范围制作硬性基托，并在鼻托支架上涂布自凝塑料形成双叶状，作为鼻托。打磨抛光后备用（图 39E）。

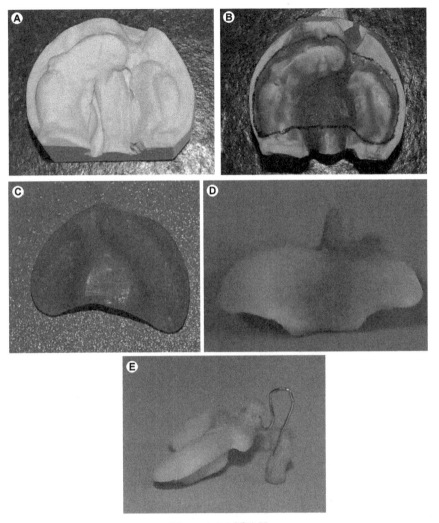

图 39 PNAM 矫治器

4）PNAM 矫治器的佩戴和调改：PNAM 矫治器试戴时，注意基托的大小是否合适，固位是否良好，鼻托的位置是否合适。基托如不合适，适当调磨，首先使用两块 1cm×1cm 大小的亲水性辅料（人工皮）粘贴于患者的面颊部，使用免缝透气胶带将突出、扭转的上唇两端拉紧后加压固定于面颊部，使唇裂间隙尽量缩小。鼻托尽量接近患侧鼻翼和鼻小柱转折处，调整钢丝加压使鼻翼组织略微受力，鼻托与穹窿处鼻部皮肤接触即可。调整合适后，取出矫治器，再将义齿粘着剂（辅助固位）涂布于基托组织面牙槽嵴处，将 PNAM 矫治器再次戴入口内，鼻托置于鼻孔相应位置，轻力加压 1 分钟使义齿粘着剂发挥粘着固位作用即可。口内引导板的调整主要是分次去除牙槽突裂隙内的树脂材料，通过唇部免缝胶带的牵拉引导牙槽突的生长。如教会患儿家属如何戴入和取出、清洁矫治器，告知鼻托应放置在正确位置。每天取下矫治器清洁一次，其余时间患儿全天佩戴矫治器（图 40）。复诊流程参照 321 复诊模式，每次复诊根据治疗流程中的内容进行操作。患儿治疗周期一般为 2 ～ 3 个月，根据患儿鼻唇畸形的改善、牙槽突裂隙的缩窄情况，决定是否结束术前正畸治疗进行手术。

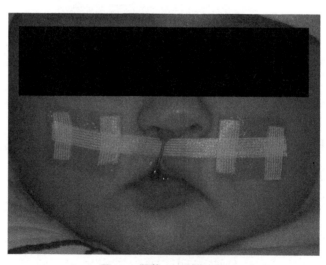

图 40　佩戴 PNAM 矫治器

5）PNAM 的 321 复诊模式：321 复诊模式是根据患儿对矫治器的适应程度，家属对治疗内容和程序理解和接收的程度特别制定的（表 1）。数字 321 顺序表示所需要复诊的次数，倒序表示复诊的周期：3 代表 3 次复诊，每周 1 次；2 代表 2 次复诊，每 2 周 1 次；1 代表 1 次复诊，每 3 周 1 次。

表 1　321 复诊模式

治疗时间	治疗内容	常见症状	护理要点
初诊	明确诊断，取模、制作佩戴口内托盘	窒息、呕吐、口腔溃疡（犁骨处，唇系带）、出血	普及唇腭裂治疗知识、控制印模材料的流动性和凝固时间
第一次复诊（间隔 1 周）	应用人工皮和免缝胶带收紧唇部皮肤	溃疡（唇系带）、面部皮肤过敏刺激、真菌性口炎	介绍如何正确使用免缝胶带，强调正确的喂养习惯
第二次复诊（间隔 1 周）	安装鼻撑	溃疡（鼻小柱基部、鼻前庭）巨型鼻孔	强调鼻撑安放的位置，介绍如何正确清洗鼻腔
第三次复诊（间隔 1 周）	调整鼻撑的位置、去除和添加口内托盘树脂材料	鼻翼缘红肿、糜烂；口内托盘脱落（手部作用）	强调免缝胶带的重要性，介绍如何正确固定患儿上肢
第四、第五次复诊（间隔 2 周）	去除和添加口内托盘树脂材料、微调鼻撑位置	鼻翼缘红肿、糜烂；口内托盘脱落（舌的作用）	介绍如何辅助固定口内托盘
第六次复诊（间隔 3 周）	根据患儿全身情况，安排手术	依从性变差，忽略 PNAM	再次强调 PNAM 作用，督促家属坚持佩戴

（3）PNAM 的治疗效果

1）单侧完全性唇裂的治疗效果（图 41）。

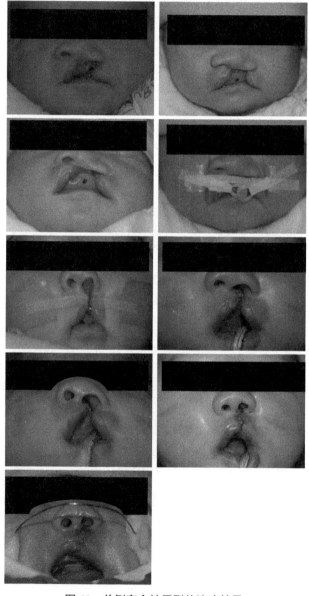

图 41　单侧完全性唇裂的治疗效果

2）双侧完全性唇裂的治疗效果（图 42）。

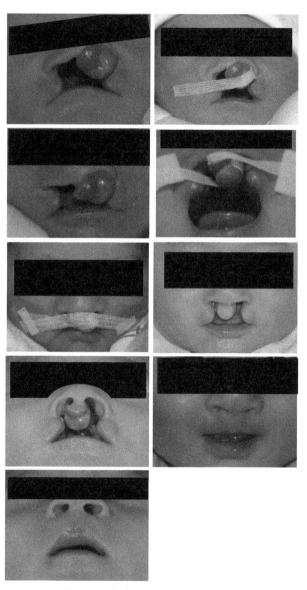

图 42　双侧完全性唇裂的治疗效果

（制图：杨超）

单侧唇鼻裂的整复

先天性唇（腭）裂占先天性唇腭裂的 70% 以上，其中 50% 的先天性唇裂病例伴有先天性腭裂的存在。单侧唇裂的发病率是双侧唇裂的 6 倍之多，故先天性单侧唇裂是唇腭裂研究治疗领域中最为热点的课题之一。虽然现代唇裂治疗研究已有约 200 年的历史，但由于长期以来，一直对唇裂畸形的本质和特点认识不清，总体治疗效果与人们所期待的正常形态相差甚远。只是从 20 世纪 50 年代初，随着 Tennison、Randall、Millard 等学者所设计方法的产生才使单侧唇裂的修复效果开始发生了质的飞跃，朝着有可能接近正常上唇形态的方向迈进。近年来，宋儒耀、Noordhoff、Mohler、Cutting、Mulliken、Fisher 等对前人的术式根据临床应用中的问题进行完善和改进，更加追求细节的逼真和美观，努力探索唇裂这一被认为是最具临床治疗潜力、最有可能恢复到正常形态和功能的先天性畸形的理论认识。

然而，目前在这一领域中的困难仍然很多，其原因主要是唇裂患者畸形的表现非常多样化，有时尽管在形态上接近一致，但其所附着肌肉和颌骨结构形态不一致，致使术者很难获得一致的术后效果。特别是唇裂患者往往还伴有鼻、牙槽突裂和腭裂等畸形，更使其治疗难以单纯用手术的方法或一次性手术修复获得最佳效果。这往往还需有多学科的专家组成的序列治疗组来参与治疗，包括术前 / 后正畸治疗和语音治疗等。唇裂治疗的难易和复杂程度一般是取决于患者的裂隙宽度、两侧颌骨段的错位程度（特别是前、后向的落差大小）以及鼻畸形的严重程度。

单侧完全性唇腭裂畸形不仅影响面中份骨和软组织的连续性，而且还会造成面中份的形态不对称和功能障碍，继而影响到面中份的生长和发育。唇裂修复手术虽然可以恢复上唇的形态和功能，促进两侧牙弓连续性的恢复，改善鼻畸形，有利于矫正面部的非对称性生长，但也有可能会影响到面中份的生长发育，这是唇裂修复手术带给患者正、反两方面的影响作用。所以在唇裂修复手术过程中，临床医师应深刻领会唇裂修复手术的基本原理及与之相关的生物学基础知识、融入贯通到的唇裂治疗的全过程中，做到以最小的损伤程度和范围，为患者获取最佳的形态与功能。外科医师决不可以放弃对外科手术方法尽善尽美的无限追求，没有最好，只有更好，应该成为我们每一个外科医师终生奋斗的目标。

唇裂裂隙较宽，预计唇鼻裂修复术后效果不良时，可预先在患儿出生后 1 个月内进行术前正畸治疗。唇裂修复手术的时间，一般多安排在患儿 3 个月时进行，这是因为有学者发现从出生后至 3 个月，上唇解剖标志有一个从不明显到比较清楚、易于辨认的过程。

初期唇裂修复术后的继发畸形，一般视其严重程度，分别安排在入小学前和青少年后期予以二期整复。伴有腭裂时，还应尽早行术前正畸治疗。主要目的是延长鼻小柱，改善颌骨段的排列。

11. 新旋转推进法"小切口"整复技术比"内切技术"可更有效避免微小型单侧唇裂术后继发畸形

（1）微小型单侧唇裂的畸形特点

微小型唇裂又称隐形唇裂，是临床医师颇感棘手、整复方法又是广存争议的一类唇裂畸形。表现为轻微的鼻畸形，人中嵴凹陷，红唇黏膜凹陷，红白唇交界处切迹，不超过唇高 1/4，以及内侧红唇高度不足，患侧唇峰点上深入上唇高 1/2 的皮肤。虽然微小型唇裂鼻唇组织的移位与发育远好于其他类型的唇裂，但由于对其畸形规律认识不深，分类不科学，特别是整复方法缺乏有针对性的理论做指导，致使术后效果不稳定，进一步导致学术观点迥异和完全相反的手术方法。

（2）微小型唇裂的分类

分类是指导手术设计与操作的重要手段和依据，目前分类方法中较为完整的当属 Mulliken 的三分类法。具体包括：小型唇裂即指红唇黏膜切迹上升到健侧唇峰点水平 3mm 以上；患侧上唇皮肤肌性凹陷到达鼻槛内；明显的鼻畸形，如患侧鼻小柱短，鼻翼膝部位置异常，鼻翼基部移位等；不同程度的牙槽突裂（图 43）。微型唇裂特指红白唇交界线不连续，但是裂开的患侧唇峰依然位于健侧唇峰同一水平，患侧红唇黏膜轻微切迹，程度不一的鼻畸形以及人中嵴处的凹陷。这种类型的唇裂通常不伴有牙槽突裂。其中对那些红唇裂隙更为轻微的畸形，有定义为微小型唇裂。这种分类对认识微小型唇裂还是有一定的帮助的，但尚不便于临床应用，因为，临床医师特别是初学者，比较难辨认出各种类型间的差异，从而采用有针对性的手术设计。为此，笔者将微小型唇裂按手术设计的差异，分为两类：一类是非裂隙组织唇峰点较裂隙侧组织唇峰点明显上移的微小型唇裂，是主要的类型；另一类是非裂隙组织唇峰点较裂隙侧组织唇峰点没有明显上移的微小型唇裂，发生率较低。其中第一类微小型唇裂的手术设计，又在Z-palst 的基础上，分为三种衍生的手术设计。

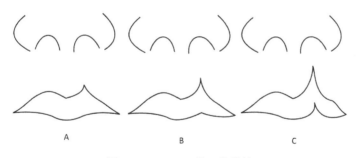

图 43 Mulliken 的三分类法

（3）微小型单侧唇裂的"华西法"整复

对第一类常见的微小型唇裂，根据其唇峰点间至同侧鼻底上唇皮肤组织的形态特点，进行三种不同的衍生 Z-plast 手术切口设计：设计一是在唇峰上设计单纯的 Z-plast，适用于仅有非裂隙侧唇峰的分离与上提，上唇皮肤无凹陷或红唇组织嵌入等；

设计二是上唇皮肤有凹陷或色素改变的微小型唇裂，则在唇峰点
Z-plast 的基础上，延伸梭形切除凹陷或畸变组织；设计三是针对
不仅唇峰间嵌入红唇组织，而且一直延伸至上唇的畸形情况，需
要切除部分上唇皮肤，对 Z-plast 作某些修整设计。术中可视非
裂隙侧唇峰下降的程度，适度延长 Z 某侧臂的长度与角度，达到
两侧唇峰在同一水平的高度。

对笔者分类之第二种类型微小型唇裂的设计，因两侧唇峰无
唇高上的差异，所以，为了避免在上唇皮肤上遗留纵行切口，所以
设计为倒"A"形切口、"T"形缝合的操作。这样既可通过沿红白
唇切口两侧边长不等的实际，使白唇切口相对隆起，又可将缝合线
隐藏在红白唇交界处。按切口切除两侧唇峰间的三角形皮肤组织，
适当游离两侧唇峰的皮肤和红唇组织后相对缝合即可（图 44）。

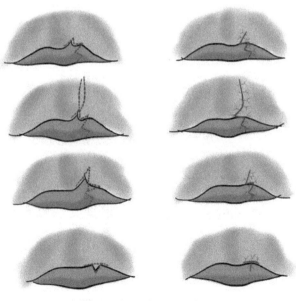

图 44 微小型唇裂的设计

　　无论采用何种切口设计形式，按画线切开后，从切口处用 15 号圆刀片或眼科小剪刀，在皮下作与口轮匝肌间的潜行分离，直至裂隙侧鼻底和前鼻嵴，用小单钩，向上牵引上唇皮肤，调整灯光，可在直视下看到口轮匝肌上端的附着，继续用锐分离口轮匝肌上端与口腔前庭黏膜层的附着，可见在鼻底中份，口轮匝肌相对较为薄弱，顺此薄弱区，由上至下，边剪边分离切口两侧口轮匝肌与前庭黏膜的附着。然后在裂隙侧口轮匝肌的鼻翼基部附着处，水平剪断口轮匝肌，将裂隙侧口轮匝肌分为上下两部分。继而，将非裂隙侧口轮匝肌从前鼻嵴的骨膜上剪断并推其向下旋转下降。然后，将裂隙侧口轮匝肌鼻翼基部附着端与非裂隙侧鼻下柱的皮下组织和肌肉相对缝合，矫正鼻小柱的偏斜和鼻翼基部的外展。

　　如裂隙侧鼻穹窿塌陷，则还需在裂隙侧鼻翼表面作类 Tajima 切口，在非裂隙侧的鼻翼缘做相同切口，用小剪刀从裂隙侧的皮下，分离鼻翼皮肤与软骨的附着并从对侧切口穿出。继而用 5-0 的 PDS 线，先从裂隙侧鼻前庭衬里进针，穿过裂隙侧鼻翼软骨，用小止血钳，从非裂隙侧切口穿至裂隙侧切口接针，返回非裂隙侧鼻翼软骨表面，由上至下穿过鼻翼软骨，从鼻前庭衬里出针，再距出针处 2～3mm 处进针穿过鼻翼软骨，在鼻尖深面将针穿至裂隙侧鼻翼软骨表面，最后从软骨表面，距出针处 3～4mm 处进针至鼻前庭打结，剪断线结任其自行吸收。

　　修剪裂隙侧鼻翼缘的多余皮肤组织，尽可能将水平切除少许皮肤组织后，纵行缝合，从而达到延长鼻小柱的目的。最后还需用 5-0 的 PDS 线在鼻小柱与鼻尖交汇处，从一侧鼻腔前庭入针，穿过对侧前庭皮肤，在其旁入针，返回最先进针的前庭处打结，加强鼻小柱的支撑和鼻翼软骨间的接触。同法，在鼻翼基部和鼻翼面颊沟均可将前庭衬里与表面皮肤相对缝合，既可塑形，又可避免手术死腔、防止积血等。

修整唇峰 Z 三角皮肤和红唇黏膜瓣，用 7-0 或 6-0 的可吸收线或无创线仔细缝合（图 45、图 46、图 47）。

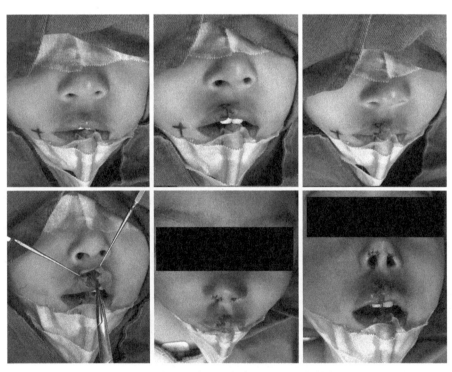

图 45　修整唇峰 Z 三角皮肤和红唇黏膜瓣

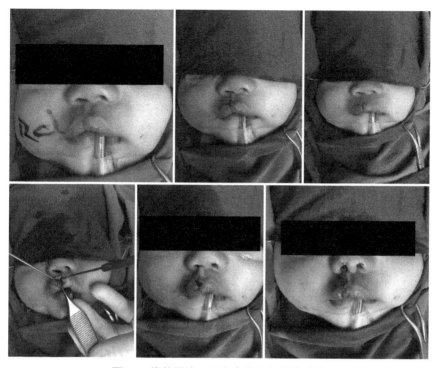

图 46　修整唇峰 Z 三角皮肤和红唇黏膜瓣

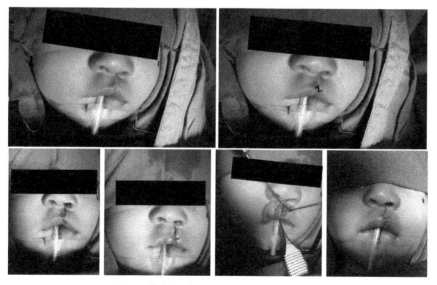

图 47　修整唇峰 Z 三角皮肤和红唇黏膜瓣

（4）讨论

微小型唇裂因其畸形较轻，在医患沟通间形成一定的困难。患儿家属易因其畸形不明显而认为其整复比较容易和对术后效果的预期较高，而术者因既往研究较少，普遍对其畸形特点和整复方法规律了解不多、效果不确切而颇感棘手，对初学者尤为明显。在整复方法上，经过了数次反复。较早时期，因两侧唇峰高度差不大，轻松地采取了梭形切口、直线缝合的方法，术后非裂隙侧唇峰多有上提。以后学者们又普遍认为，对此类唇裂，仍需采用像不完全性唇裂一样的切口设计和操作，只是切口的旋转长度和角度适当减小，方能获得理想的唇峰下降效果。然而，由此导致过广泛的切口始终不能让医患双方满意。近十余年来，国内外均有学者提出了经口腔前庭黏膜入路的"内切"法，此切口的提出，极大地满足了患者家属的心理需要，在各媒体网站上广泛传播。迫于患儿家属的压力，笔者曾经也对数个微小型唇裂患儿的整复采用了"内切"入路，但术后远期效果尚待商榷，唇峰上提尽管在术中有所矫正，但术后均有不同程度复发。有鉴于此，目前笔者所在的科室已普遍放弃了所谓的"内切"入路，而广泛采用笔者介绍的"小切口"入路法了。另外，关于遗留在上唇的凹陷和皮肤畸变，笔者也建议术中予以切除，因为不切除的病例，术后形成的模拟人中嵴与对侧往往有明显的形态和色泽上的差异。

12. 新旋转推进法可有效保存不完全性单侧唇裂鼻小柱基部及鼻底完整，防止鼻底变窄

（1）不完全性单侧唇裂的畸形特点

在这类单侧唇裂中，上唇裂隙的范围可以从红唇缘的缺损直到上唇达 2/3 的裂隙（图 48）。

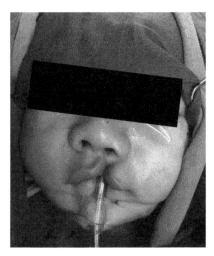

图 48　不完全性单侧唇裂的范围

国内习惯称之为Ⅱ度唇裂。口轮匝肌可能仅在裂隙两侧的排列发生了异常改变，而上唇的未裂开部分仍保持部分连续。虽然上唇仅有部分裂开，但在绝大多数单侧不完全性唇裂病例在呈运动状态时，均会表现出未裂开上唇部分的沟状凹陷，而且也会表现出患侧鼻翼基部处的异常隆起的上唇肌肉结节。这种肌肉的异常分离和运动方向上的改变还会导致患侧鼻翼基部的向下和外侧移位，使其患侧鼻翼变的扁平和鼻尖偏斜。沿裂隙两侧走行的红

唇末端往往变得很薄，可见组织出现发育上的不足。

若在不完全性唇裂中，口轮匝肌完全断裂，丧失其连续性时，其两侧肌肉末端完全附着于鼻小柱基部和鼻翼基部时，则可以严重地牵拉鼻小柱和鼻翼基部向相反的方向发生移位，这样的不完全性唇裂往往表现有非常严重的唇裂鼻畸形和颌骨畸形。

（2）不完全性单侧唇裂的"华西法"整复方法

定点：按照国际同行方法的惯例，分别在非裂隙侧人中切迹点定点 1，唇峰定点 2 和 3，使点 1-2 等于 1-3。在非裂隙侧人中嵴上方的内侧定点 5，并使点 5 至点 2 和点 3 的距离相等。在两侧口角处定点 9 和点 10，在裂隙侧红唇最厚处定点 4，并使点 4 至点 10 的距离等于点 2 至点 9 的距离。在鼻小柱基部定点 6，使点 6 至点 3 的距离等于点 4 至点 7 的距离。设定裂隙上缘切口的长度 7-8 等于 5-6 的距离（图 49）。

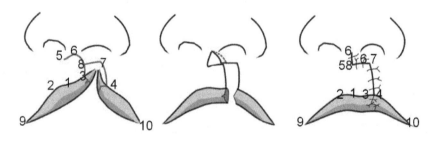

图 49   不完全性单侧唇裂的"华西法"
注：5-2=5-3 2-9=4-10 5-6=7-8 3-6=4-7。

画线：用亚甲蓝分别沿点 3 至点 6 再至点 5 画出弧形切口线，沿裂隙侧红白唇交界画点 4 至点 7 切口线，水平画点 7 至点

8 的切口线。在点 4 下方的红唇干黏膜上画出如图所示的三角形黏膜瓣，在点 3 的下方，沿红唇干湿黏膜交界线画出 3～5mm 的切口线。

切开：用 15 号圆刀片，沿 8-7-4 切开裂隙侧上唇皮肤及红唇黏膜三角瓣，继续沿 5-6-8-3 切开非裂隙侧上唇皮肤。

口轮匝肌的脱套解剖：锐分离皮肤于口轮匝肌的附着，裂隙侧分离至鼻翼基部的附近，非裂隙侧分离至人中嵴的内侧，一般不要越过人中嵴，以免破坏原有人中嵴皮肤于肌肉的附着关系。在分离口轮匝肌与前庭黏膜的附着的范围可以较分离皮肤与口轮匝肌的范围更大些，尤其是鼻翼基部口轮匝肌与黏膜的附着。分离时注意保留两侧红唇黏膜瓣的适当厚度，避免太薄，影响缝合后的形态。

口轮匝肌的重建：在非裂隙侧，沿鼻翼基部水平剪开口轮匝肌，形成上下两部分。在非裂隙侧，用小剪刀剪断口轮匝肌在前鼻嵴的附着并将口轮匝肌瓣向下外牵引，观察并使裂隙两侧皮肤上的唇峰点自然降至与非裂隙侧正常唇峰点同一水平。继而用 5-0 的 PDS 线将裂隙侧鼻翼基部口轮匝肌瓣与非裂隙侧鼻小柱基部皮下组织和肌肉缝合，观察并矫正至鼻小柱居中的位置。将裂隙侧剩余口轮匝肌的部分的上端，与前鼻嵴缝合固位，促使裂隙侧唇峰向中线移动并增加上唇突度。

在缝合顺序上，也可以先将口轮匝肌与前鼻嵴缝合后不打结，待鼻翼基部口轮匝肌与鼻小柱基部缝合打结后再打结，可能更利于操作。然后，由上至下，将两侧口轮匝肌相对缝合，为了增加唇珠的突度，缝合前术者可嘱助手用单钩将非裂隙侧口轮匝肌向下外方牵引，形成一定程度的裂隙侧口轮匝肌纤维水平位与非裂隙侧口轮匝肌垂直位的相互缝合。笔者不甚强调将两侧口轮匝肌的重叠式缝合，因为，这样将增加上唇的紧张度且无助于人中嵴的形成。

皮肤瓣修整：由于点 5-6 与点 7-8 的切口长度不一定相等，势必导致需要进行皮肤瓣的修整。一般点 7-8 的长度大于点 5-6 的长度，所以，在潜行分离和松解点 7-8 的皮下附着后，用单钩牵引裂隙侧鼻孔缘，尽可能使裂隙侧鼻底的皮肤瓣向鼻小柱方向移动和旋转，此举，既可松解鼻小柱深面异位附着韧带对鼻尖的牵拉和限制，又可主动增加鼻小柱基部的组织量，形成鼻小柱斜坡和裂隙侧鼻嵴。确有多余鼻底皮肤组织，则可如图所示，予以切除之。点 5-6 的宽度影响着重建人中嵴的纵向方向，所以根据与对侧对称的原则决定是否修剪。

缝合：一般用 6-0 的 PDS 线先缝合点 3 和点 4，再缝合鼻小柱基部皮下组织，继而缝合点 6 和点 7 的皮下组织，再根据点 5-6 与点 7-8 的长度差，采用两边长不等距进针缝合的方式缝合皮下组织。最后由下至上，用 6-0 或 7-0 的可吸收缝线严密缝合皮肤层。

对鼻畸形的整复方法同微小型唇裂鼻畸形的整复流程与技巧（图 50）。

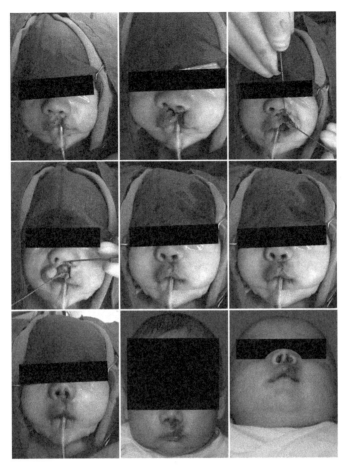

图 50　对鼻畸形的整复方法同微小型唇裂鼻畸形的整复过程（彩图见彩插 6）

（3）讨论

笔者在使用目前国际同行常用单侧不完全性唇裂整复方法的过程中，主要遇到如下几个问题：一是鼻畸形的矫正效果屡有不佳；二是术前普遍较宽的裂隙侧鼻底，术后即刻很易变窄；三是鼻小柱基部的矩形皮瓣与非裂隙侧唇及裂隙侧唇推进皮瓣的交汇缝合不易，也包括两侧上唇术后的唇峰口角距不等等情况。为此，在笔者设计的"华西法"中对上述不足予以了有针对性的避免和矫正。首先通过点 5 至点 2 和点 3 的距离与点 2 至点 9 和点 4 至点 10 的距离分别相等，保证了非裂隙侧唇峰可以旋转下降至正常水平位，及两侧唇峰口角距的对称性；其次是不在裂隙侧鼻底作上下方向的切口，没有将裂隙侧鼻底一分为二，避免了裂隙侧鼻底变窄而增加了鼻小柱基部和形成鼻嵴的组织，因裂隙侧鼻腔整体遭到破坏，其结果是裂隙侧鼻腔外径（鼻孔缘）变小，而鼻腔内径的长度并未受影响，故有利于裂隙侧鼻腔的膨隆和突起。从总体上看，所做切口的部位均围绕固有裂隙周围，相对其他方法对正常上唇皮肤影响较少。本法的难点或不足则在于调整裂隙侧鼻底皮瓣的长度和非裂隙侧上唇皮瓣点 5-6 的宽度和缝合，以及对重建人中嵴方向的影响。

13. 新旋转推进法的鼻底三角形皮瓣设计可加强完全性单侧唇裂患侧鼻翼支撑和矫正唇峰口角不等

（1）完全性单侧唇裂的畸形特点

完全性唇裂又称Ⅲ度唇裂。在完全性唇裂中，口轮匝肌完全断裂，且呈不对称性分布，导致两侧肌肉的不均衡性生长，影响两侧唇的形态和生长以及功能（图 51）。

健侧唇上的鼻小柱基部和患侧唇的鼻翼基部在受到口轮匝肌相反作用力牵拉下，使完全性唇裂的鼻、唇部畸形都表现的较不完全性唇裂更加严重。再加之完全性唇裂多伴有牙槽突分离和腭裂，上颌骨复合体的结构位置后退或发育不足，软组织的附着异常和萎缩也明显较不完全性唇裂发生了变化，所以完全性唇裂所涉及的组织缺损也更加明显。在手术修复过程中，往往显得组织量不足，而不会像在不完全性唇裂修复中，组织会显得较富裕。在完全性唇裂伴有腭裂时，健侧上颌骨因受口轮匝肌的牵拉，上颌骨段也会因肌肉牵拉方向的改变而改变。表现为向上、向外侧方向发生旋转。而患侧上颌骨段因肌肉作用力量相对减弱，且方向发生了改变，而表现为向后和向内侧塌陷。

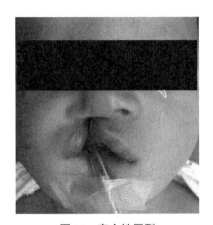

图51　完全性唇裂

在完全性唇裂中，两侧唇红组织沿裂隙朝向鼻底而变的愈来愈薄，且唇红皮肤与黏膜的交替线（红线）往往在变薄的过程中移行于皮肤边缘，而不会一直随唇红末端延伸至鼻底，观察这一解剖结构的变化、有助于医师在手术设计和操作过程中，掌握好红线的适当位置，该位置作为两侧唇红末端重建的部位，对术后恢复有正常形态和色泽的红唇十分重要，通常患侧的红唇末端还会显得较健侧丰满些。但患侧唇的人中嵴和唇峰点已经消失，而不向健侧那样可以根据人中嵴的走向来予以确认。但只要人中凹切迹的形态尚存，再确定未来重建的患侧唇峰的位置也并不困难。

在完全性唇裂中，有一种较为少见的情形。那就是在完全性唇裂裂开的鼻底上，有一窄的皮肤条索横跨两侧唇之间。在有些病例中，就像唇粘连术后的效果，称之为 Simonart 韧带。它的存在有利于限制两侧上唇和牙弓的分离，缓冲两侧鼻、唇和上颌骨段因口轮匝肌的不连续而出现的不均衡性生长。

（2）完全性单侧唇裂的"华西法"整复

定点：按照国际同行方法的惯例，分别在非裂隙侧人中切迹点定点 1，唇峰定点 2 和点 3，使点 1 至点 2 等于点 1 至点 3。在非裂隙侧人中嵴上方的内侧定点 5，并使点 5 至点 2 和点 3 的距离相等。在两侧口角处定点 9 和点 10，在裂隙侧红唇最厚处定点 4，并使点 4 至点 10 的距离等于点 2 至点 9 的距离。在鼻小柱基部定点 6，在裂隙侧鼻翼基部下方定点 7，使点 2 至同侧鼻底的上唇高度等于点 4 至点 7 的长度加点 7 点 8 宽度之和。其中点 6 至点 3 的距离等于点 4 至点 7 的距离。在裂隙侧鼻翼基部水平线与裂隙缘红白唇交界处定点 8（图 52）。

图 52　完全性单侧唇裂的"华西法"
注：5-2=5-3　2-9=4-10　3-6=4-7。

画线：用亚甲蓝分别沿点 3 至点 6 再至点 5 画出弧形切口线，沿裂隙侧红白唇交界画点 4 分别至点 7 和点 8 切口线。同不完全性唇裂的切口线画法，在点 4 下方的红唇干湿黏膜上画出如图所示的三角形黏膜瓣，在点 3 的下方，沿红唇干湿黏膜交界线画出 3～5mm 的切口线。

切开：用 15 号圆刀片，沿 5-6-3 切开非裂隙侧上唇皮肤，从点 3 沿红白唇交界处将切口延伸至非裂隙侧牙槽突基部。沿 8-4-7 切开裂隙侧上唇皮肤，以及红唇黏膜三角瓣，继续在点 8 对应的前庭黏膜，在近前庭沟处，有时需要将裂隙缘切口有意识向外侧作弧形延伸（图 52），以增加鼻底前庭黏膜瓣的宽度。

口轮匝肌的脱套解剖：锐分离皮肤于口轮匝肌的附着，裂隙侧分离至鼻翼基部的附近，非裂隙侧分离至人中嵴的内侧，一般不要越过人中嵴，以免破坏原有人中嵴皮肤于肌肉的附着关系。在分离口轮匝肌与前庭黏膜的附着的范围可以较分离皮肤与口轮匝肌的范围更大些，尤其是鼻翼基部口轮匝肌与黏膜的附着。分离时注意保留两侧红唇黏膜瓣的适当厚度，避免太薄，影响缝合后的形态。

修复鼻底裂：将裂隙侧鼻底前庭黏膜瓣的基部与非裂隙侧点 3 至牙槽突基部的黏骨膜切口相对缝合，形成裂隙侧鼻前庭的表面。继而，将鼻小柱基部瓣整体松解后旋转至裂隙侧鼻腔，将点 3 与点 8 相对缝合，继续形成完整的鼻前庭。

口轮匝肌的重建：在非裂隙侧，沿鼻翼基部水平剪开口轮匝肌，形成上下两部分。在非裂隙侧，用小剪刀剪断口轮匝肌在

中国医学临床百家

前鼻嵴的附着并将口轮匝肌瓣向下外牵引，观察并使裂隙两侧皮肤上的唇峰点自然降至与非裂隙侧正常唇峰点同一水平。继而用5-0 的 PDS 线将裂隙侧鼻翼基部口轮匝肌瓣与非裂隙侧鼻小柱基部皮下组织和肌肉缝合，观察并矫正至鼻小柱居中的位置。将裂隙侧剩余口轮匝肌的部分的上端，与前鼻嵴缝合固位，促使裂隙侧唇峰向中线移动并增加上唇突度。在缝合顺序上，也可以先将口轮匝肌与前鼻嵴缝合后不打结，待鼻翼基部口轮匝肌与鼻小柱基部缝合打结后再打结，可能更利于操作。然后，由上至下，将两侧口轮匝肌相对缝合，为了增加唇珠的突度，缝合前术者可嘱助手用单钩将非裂隙侧口轮匝肌向下外方牵引，形成一定程度的裂隙侧口轮匝肌纤维水平位与非裂隙侧口轮匝肌垂直位的相互缝合。笔者不甚强调将两侧口轮匝肌的重叠式缝合，因为，这样将增加上唇的紧张度且无助于人中嵴的形成。

皮肤瓣修整：用单钩牵引裂隙侧鼻孔缘，尽可能使鼻小柱基部的皮肤三角瓣向裂隙侧鼻腔内旋转。此举，可有效松解鼻小柱深面异位附着韧带对鼻尖的牵拉和限制，延长鼻小柱。由于点5-6 与点 4-7 的切口长度多不相等，一般点 4-7 的长度大于点 5-6的长度，在潜行分离和松解点 4-7 的皮下附着后，尽可能使裂隙侧鼻底的皮肤瓣向中线方向旋转，以此主动增加鼻小柱基部的组织量，形成鼻小柱斜坡和裂隙侧鼻嵴。确有多余鼻底皮肤组织，则可如图所示，予以切除。点 5-6 的宽度影响着重建人中嵴的纵向方向，所以根据与对侧对称的原则决定是否修剪。

缝合：一般用 6-0 的 PDS 线先缝合点 3 和点 4，再缝合鼻小

柱基部皮下组织，继而缝合点 6 和点 7 的皮下组织，再根据点 3-6
与点 4-7 的长度差，采用两边长不等距进针缝合的方式缝合皮
下组织。最后由下至上，用 6-0 或 7-0 的可吸收缝线严密缝合皮
肤层。

　　对鼻畸形的整复方法同不完全性唇裂鼻畸形的整复流程与技
巧（图 53）。

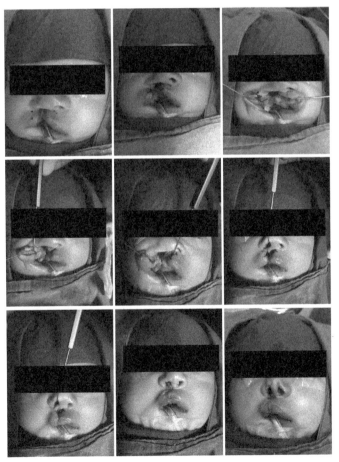

图 53　对鼻畸形的整复方法同不完全性唇裂鼻畸形的整复流程（彩图见彩插 7）

（3）讨论

笔者在使用目前国际同行常用单侧完全性唇裂整复方法的过程中，主要遇到如下几个问题，一是鼻畸形的矫正效果普遍不佳，二是术前普遍较宽的裂隙侧鼻底，术后即刻很易变窄，三是鼻小柱基部的矩形皮瓣与非裂隙侧唇及裂隙侧唇推进皮瓣的交汇缝合不易，也包括两侧上唇术后的唇峰口角距不等等情况。为此，在笔者设计的"华西法"中对上述不足予以了有针对性的避免和矫正。首先通过点 5 至点 2 和点 3 的距离与点 2 至点 9 和点 4 至点 10 的距离分别相等，保证了非裂隙侧唇峰可以旋转下降至正常水平位，及两侧唇峰口角距的对称性。其次，通过将鼻小柱基部的三角形皮瓣完全旋转至裂隙侧鼻腔，形成鼻前庭，松解了鼻小柱基部韧带的附着异常对鼻尖和鼻小柱的牵拉和限制。通过制作裂隙侧鼻底三角形皮瓣，不仅利用其基部的宽度，而且增加了裂隙侧唇高使裂隙侧唇峰点在保持两侧唇峰口角距对等的情况下较易下降。鼻底三角形皮瓣既可牵拉裂隙侧鼻翼基部向面中线移动，又可增加鼻小柱斜坡和鼻嵴的厚度，促成其形态的重建。

14. 激光导航数字化系统可以推动和建立唇裂整复的标准化

现代外科技术的标志之一，即是在数字化等导航技术被应用于外科手术之中，其极大地提高了术者对移位组织的精准复位与重建，最大限度地恢复了器官的形态与功能，从而明显地提高了外科手术的质量和安全。

唇裂整复手术是最常见的颌面外科与整形外科手术之一，因其畸形组织的移位与缺损涉及鼻唇等重要器官的结构，天然解剖结构较多，顾此失彼的情况常有发生，所以对其实施的整复手术方法至今尚未获得一致的标准，术者的操作技术更是因医师而异，术后效果较难预测一直是临床医师的难点所在。

为了有效地解决这一难题，提高唇裂临床整复效果，笔者率先在唇裂整复手术中引入导航的理念并建立了操作方法，初步应用后发现，其对加深理解唇裂各解剖结构的畸形特征以及各解剖结构在术中的移位规律，确立手术组织移位标准都起到了重要的参考作用，现结合"华西法"在单侧唇裂整复中的应用加以介绍，希望能激发广大同行的兴趣，探索新的提高唇裂整复效果的辅助方法。

（1）导航方法的建立基础与实施

导航的意义在于指引方向。就外科手术而言就是给术者以操作和解剖部位提供方向，为修复重建正常组织和器官提供辅助保证和基础。实现这一目标的基础首先是要建立组织器官修复重建的标准，二是要有达到这种标准的参考平面，在此基础上，才有可能借助影像和计算机数字技术加以实施。用上述条件来看目前的唇裂整复术，其整复标准就是恢复鼻、唇各精细解剖结构的对称性，而不随着术者和术区组织变化而变化的对称性参考线就是面中线，面中线的可重复重建方法即过内眦间距中点的垂线。换句话说，在术中实时建立显现面中线的方法，即可达到对唇裂整复手术实施导航的设想。

现代激光电子设备不仅设计制作精巧、价廉，而且可发射各种形状和粗细的影像射线，既有利于安装于术者眼睛等装置上，也可安装在手术灯等辅助设备上，均便于术者在术中的调节，观察和修正或引导技术操作。

（2）导航在单侧唇裂"华西法"整复中的应用

以单侧完全性唇裂"华西法"3式整复为例介绍如下。

1）建立患者面中线。患者平卧位，用亚甲蓝确定鼻尖最凸点、鼻小柱基部中点、人中切迹角角平分线，如此，连接从鼻尖至鼻小柱基部中点，再到非裂隙侧人中嵴与人中切迹角角平分线交点，最后连线至人中切迹，建立单侧唇裂患者畸变的面中线（图54、图55、图56）。

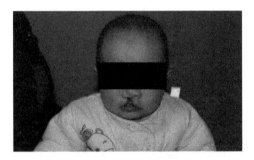

图54　术前正面观

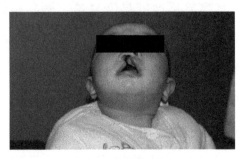

图55　术前仰面观

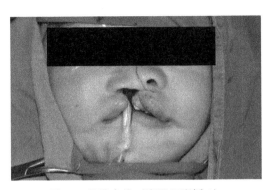

图56　导航定位（彩图见彩插8）

2）建立导航坐标点。在患者内眦间距中点，做过该点的垂线，制作十字坐标，将激光十字中心点与内眦十字坐标完全重合。如此激光十字射线在面部坐标建立（图57）。

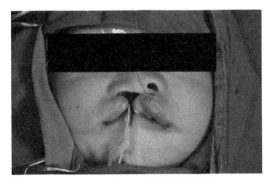

图57　切口设计（彩图见彩插9）

3）切口设计。在导航下观察鼻小柱基部、非裂隙侧人中嵴以及唇峰和人中切迹等解剖结构距理想面中线的距离关系，可发现唇裂患者的面中线并非理想面中线的单纯倾斜，而是发生弯曲与倾斜共存的改变。手术的目标即是将畸变的面中线恢复到与理想面中重合（图58）。为此将由点3向鼻小柱基部所作旋转切口弧线，尽可能朝向非裂隙侧人中嵴与鼻小柱交汇处，再由此向下外连线至人中切迹角角平分线与人中嵴的交点，由点3沿裂隙缘在上唇皮肤与红唇交界线由下至上设计切口线，从而形成非裂隙侧上唇切口。在裂隙侧红唇干性黏膜与皮肤交汇点的最上方，或红唇干性黏膜与上唇皮肤分离处的皮肤缘上定点4，在同侧鼻底下方的上唇上定点5，并使点5至点4的距离与点5至皮肤裂隙缘与鼻底水平线交点（点6）的距离之和，等于非裂隙侧上唇高度（点2至点7）。

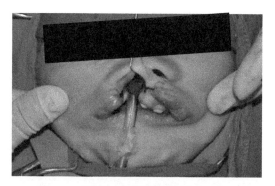

图58　口轮匝肌解剖

4）切开。沿所画皮肤切口线切开上唇皮肤。

5）口轮匝肌脱套。先行裂隙侧口轮匝肌与皮肤和黏膜组织间的脱套解剖，保留鼻翼基脚肌肉与皮肤的附着关系，以防术后鼻唇角变浅。水平切断口轮匝肌在鼻底的附着，水平切断非裂隙侧口轮匝肌在前鼻嵴的附着，并行肌肉的脱套解剖，使口轮匝肌瓣顺利旋转下降（图59）。用导航检查两侧鼻翼基部是否对称（图60），如果未达到对称，需拆除后重新在新的部分进针缝合（图61）。

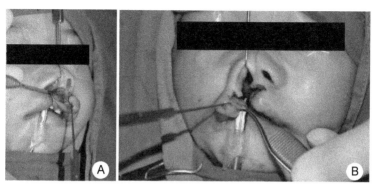

图 59　侧口轮匝肌解剖

注：A：裂隙侧口轮匝肌解剖　B：非裂隙侧口轮匝肌解剖。

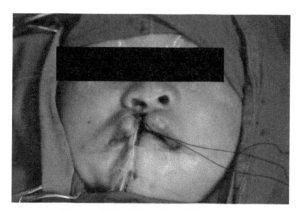

图 60　导航下检测鼻翼基部对称性

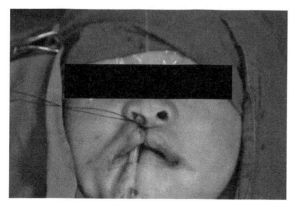

图 61　导航下重新调整缝合鼻翼基部

6）缝合。将裂隙侧口轮匝肌上端缝合至前鼻嵴，进而在牵引非裂隙侧口轮匝肌瓣旋转下降的状态下，行裂隙侧口轮匝肌的上断端与非裂隙侧口轮匝肌侧边的缝合（图62）。再用导航检查两侧唇峰等是否对称，必要时需重新调整后缝合，使其尽可能达到对称（图63）。

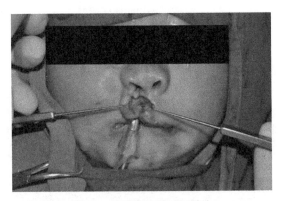

图62　口轮匝肌端对侧缝合

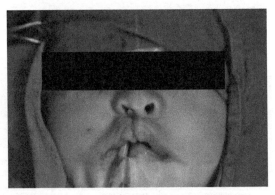

图63　导航下检测缝合后唇峰的对称性

7）鼻畸形整复。在两侧鼻穹窿表面的皮肤作弧形切口（类Tajima切口），分离皮肤与鼻翼软骨的附着，使鼻尖的皮下组织与两侧鼻软骨穹窿完全分离，用 5-0 的 PDS2 可吸收缝线，从裂隙侧鼻前庭进针，穿过鼻穹窿顶部，由对侧鼻前庭出针，再由同侧鼻前庭入针，返回对侧鼻前庭出针，在助手用单钩抬高鼻尖处皮肤的状态下，收紧缝线，塑形鼻尖形态，同时消除鼻尖处的手术死腔。仍可用导航检查缝合后的鼻尖对称性，必要时重新缝合。

8）缝线塑形。在完成所有组织移位缝合后，还可在导航的引导下，对鼻小柱基部、鼻斜坡、鼻孔缘等的形态进行缝合塑形，达到对称（图 64 至图 69）。

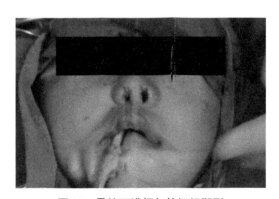

图 64 导航下进行如软组织塑形

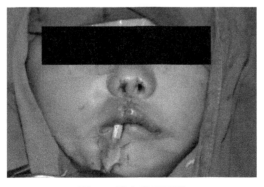

图 65 缝合后正面照

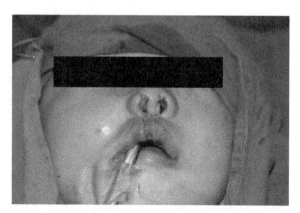

图 66 缝合后仰面照

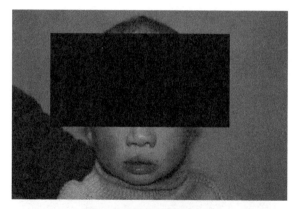

图 67 术后 1 年正面照

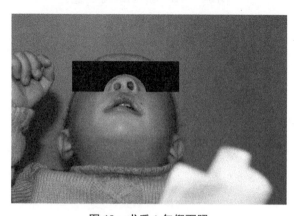

图 68 术后 1 年仰面照

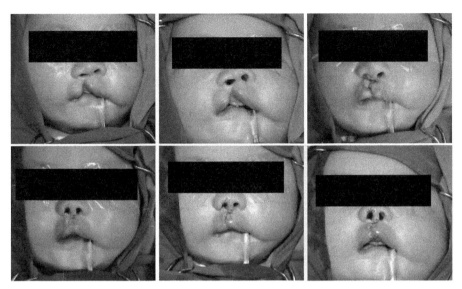

图 69　单侧不完全性唇裂的导航流程与要点图示（彩图见彩插 10）

（3）导航技术的应用与展望

通过在"华西法"唇裂整复术中的应用，笔者首先对唇裂组织器官畸形的特点加深了具体和细节上的认识，特别是在所有畸形移位结构共同存在的情况有了客观的比较，对各组织结构移位的程度一目了然。其次是在手术设计中，可以做到有的放矢，例如发现了非裂隙侧上唇上的旋转切口末端点应定于非裂隙侧人中嵴与人中切迹角角平分线的交汇点上，最有利于矫正上唇面中线的术前偏离。同时，由该交汇点至鼻小柱基部的转折切口线越接近非裂隙侧人中嵴，越有利于恢复面中线的应有位置。

在重建裂隙侧口轮匝肌至前鼻嵴后，可以在导航下观察即刻完成的缝合部位和角度、矫正上唇解剖标志对称性的效果，有利于积累术者经验，提高成功率。同时，还可观察每一步操作对鼻唇各精细结构的复位效果，包括通过 PDS 线缝合塑形潜行分离后的鼻小柱和鼻翼基部等软组织结构的对称性。

以上是笔者首次报道使用导航技术对唇裂整复术应用的体会：深感导航技术为术者提供的方向标和校准器，每一步操作更具有针对性。目前迫切需要专门开发更加精准和具有针对性的导航仪，并能与计算机连接，实现图像的实时传输，建立数字化的系统，为术者提供修复重建每一解剖结构的数据，将是未来发展唇裂导航技术的重点，以此推动和建立唇裂整复手术的标准化。

（制图：石冰、李承浩）

双侧唇鼻裂的整复

传统观念认为，双侧唇裂的修复远较单侧唇裂的修复困难，特别是双侧唇裂同时伴有牙槽突裂和腭裂时就更为困难。造成这种困难的原因主要是源于双侧唇裂畸形的变化较单侧唇裂更加复杂，且无正常解剖学指标作为修复时的依据。在完全性双侧唇、牙槽突和腭裂的患者中，上唇、牙槽突和上颌骨均被裂隙分解为互不连续的三个部分。上唇的前唇部分和前颌骨完全与两侧的上唇组织和上颌骨孤立开来，因此前唇和前颌骨的形态、位置的异常改变决定了双侧唇裂修复的复杂程度。但在临床实践中，笔者所在的单位发现，只要手术设计合理，注意操作细节，实际上双侧唇裂的整复无论即刻还是远期效果均不差于单侧唇裂的整复。因为，双侧唇裂的对称性可以在手术中进行重建，而单侧唇裂的唇裂只能在术中模仿非裂隙侧，而且难如意。另外，随着对双侧唇裂修复方面外科技术的进步与多学科综合序列治疗的开展，临床医师所面临的疑惑问题已得到了明显的阐述，目前双侧唇裂的治疗效果已较单侧唇裂治疗效果更有特色了。

　　在讲述具体外科治疗理论与技术之前，有必要就各类双侧唇裂治疗中的几个共同观点分别阐述一下，包括修复时间，术前正畸治疗，前唇与唇红、肌肉的修复，一次法与二次法的利弊，鼻畸形的整复，双侧唇裂的不对称和前颌骨的处理等。

　　双侧唇裂的修复同单侧唇裂的修复时间：除特殊生长发育不良外，开始于患儿出生后 3 个月、体重 5kg 时。

　　术前正畸治疗：双侧唇裂伴有牙槽突裂或腭裂同单侧唇裂伴腭裂时的治疗一样，应在出生后即刻或早期积极开展术前正畸治疗，以使畸形患儿恢复正常的吸吮功能，保持与正常婴儿同步的生长发育速度。同时利用对矫治器的磨改（被动式矫治器）或力和方向的调节（主动式矫治器）达到保持两侧上颌骨段不过度外展和内旋、逐步缩小牙槽突与腭部裂隙的目的。若伴有前颌过度前突而有可能影响到术后伤口的愈合时，可在术前配头颅弹性绷带等辅助后移前颌骨（对被动式矫治器而言）。

　　一次法与二次法的应用：原则上应采用一次手术的方法修复双侧唇裂，避免多次手术对患儿及家属的打击，更重要的是一次完成手术，术中易于调整两侧唇的对称性，保证两侧唇组织和前颌骨均衡性生长，防止出现前唇的偏斜。但对于一些前唇发育极差特别是一侧是完全性唇裂，另一侧是不完全性裂的病例时，前颌骨已有旋转和倾斜又未行术前正畸治疗，可以考虑先行完全性裂一侧手术修复，待前唇和前颌骨的形态恢复后（一般需 2～3 个月）再行不完全性裂一侧的手术修复。

　　前唇的设计：一般情况下均选择原前唇长作为修复后的唇高

和唇人中，除非已生长发育成熟的青少年或成年病例且前唇高度又明显不足时，才选用增加前唇高度的手术设计。在对前唇宽度的设计上，在初期手术中不宜设计过窄，以期与正常人的宽度相仿。在初期手术时前唇设计的略宽一些，有利于二期整复手术中利用笔者设计的鼻底隐形方法，重建人中嵴和人中凹，而这是目前笔者发现在初期双侧唇裂修复术中唯一重建不出来的重要结构。

前唇唇红组织的利用：此为唇裂整复术中的一个较为关键性的问题，也是一个对术后效果有直接影响的技术难题。纵观所应用的各种双侧唇裂修复方法，均有成功修复前唇唇红形态的病例报道，但又难有用一种方法修复成功所有病例的经验。据此笔者认为前唇较长、厚度发育尚好、颜色与侧唇唇红一致者，可保留前唇唇红的全部或上缘组织形成修复后的上唇唇弓，但需利用前唇两侧去上皮的唇红组织瓣或侧唇唇红组织充填在前唇唇红组织的后方或下方形成唇珠。反之，若前唇较短、唇红形态与颜色与侧唇唇红组织不相匹配者，则翻转全部前唇唇红组织作前唇衬里，缝合在前颌骨表面形成口腔前庭，然后用两侧侧唇唇红组织瓣形成前唇下方的唇弓缘和唇珠。

口轮匝肌的修复：两侧口轮匝肌在前唇皮下的对位缝合，有助于恢复人中的形态和上唇的平整性，应全部实施。

鼻小柱的延长：初期手术必须考虑鼻小柱的延长问题。延长鼻小柱的具体方法是分别利用两侧鼻底组织和鼻穹窿组织予以延长。

前颌骨的处理：采用头颅弹性绷带，术前正畸或唇粘连的处理办法，不在手术中做切断或切除部分犁骨后退前颌骨的外科处理。术后待患儿年龄稍大（5～6岁）、前颌骨仍显极度前突者，可将牙槽突裂植骨时间提前，并在术中先行切断或切除部分犁骨后退前颌骨的外科处理，再完成牙槽突裂植骨手术。

15. 新旋转推进法单侧微小型唇裂整复技术应用在双侧可以取得较好的效果

微小型双侧唇裂的畸形特点不伴有牙槽突裂和腭裂的双侧唇裂，是畸形程度最轻的一种双侧唇裂（图70），在这类双侧唇裂中，前唇与侧唇组织连为一体，或仅有轻微的凹陷，侧唇的肌肉组织也可以通过此联结进入到前唇组织内。主要表现为两侧红唇唇峰有分离，红唇游离缘有切迹。人中凹和人中嵴形态不显，鼻底过宽或凹陷，鼻翼基部轻度外展及鼻翼塌陷等。

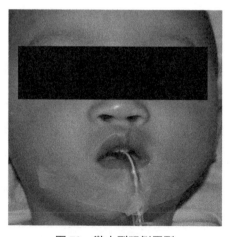

图70 微小型双侧唇裂

微小型双侧唇裂通常显得较为对称。特别是鼻形态是对称的，鼻小柱的长度也多属正常。

（1）微小型双侧唇裂的"华西法"整复

微小型双侧唇裂的"华西法"整复原理和技术操作与流程基本一致。即对存在分离的唇峰病例，按唇峰间的落差大小，无明显落差者设计倒"A"形切口，"T"形缝合。对有落差者，设计 Z-plast 的整复方法（详见单侧微小型唇裂的手术设计部分）。在显露口轮匝肌和操作时，可同时在口腔前庭沟顶端做一黏膜的水平切口，以便于将两侧口轮匝肌与侧唇皮肤和黏膜脱套后在前庭沟顶部与前鼻嵴骨膜缝合（图71）。随后再分别行侧唇口轮匝肌与前唇肌肉的缝合，如同单侧微小型唇的操作方法。

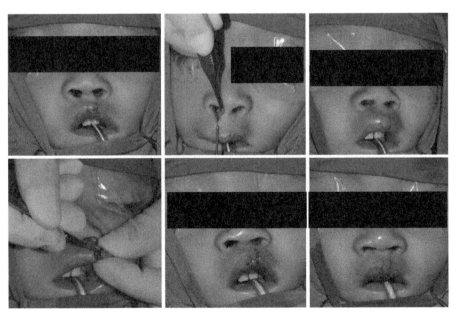

图 71　微小型双侧唇裂的"华西法"整复（彩图见彩插 11）

（2）讨论

微小型双侧唇裂极为少见，一般不伴有前唇高度和红唇形态异常。为了便于操作，笔者提出可增加前庭沟顶端的黏膜切口，以使两侧唇口轮匝肌与前鼻嵴缝合。双侧唇裂最为困难的解剖重建是人中凹和人中嵴的重建，但对微小型双侧唇裂，却给我们留下了这样的机会，因此可以利用单侧微小型唇裂的经验，尽可能重建上述结构。

16. 华西整复技术可以在不完全性唇裂中保存鼻小柱基部及鼻底完整性

在这类双侧唇裂中，前唇的上份往往是与侧唇组织有联系的，其中包括有 Simonart 氏韧带的情况。在不完全性的双侧唇裂中，这种前唇上份与侧唇的联结往往较宽，侧唇的肌肉组织也可以通过此联结进入到前唇组织内（图 72）。

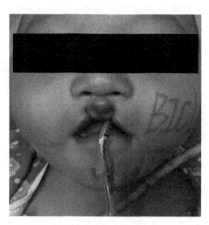

图 72　不完全性双侧唇裂中前唇上伤与侧唇组织

单纯的双侧唇裂多数显得较为对称。在双侧不完全性唇裂中，口轮匝肌纤维一般是沿一侧侧唇裂缘斜行进入侧唇与上唇的联结，进而充满整个前唇组织。当有 Simonart 韧带存在时，口轮匝肌一般并不会通过韧带组织进入前唇，而是向上延行附着在鼻翼基部并附在皮肤层，形成肌肉隆起。

前唇的大小变化很大，这主要取决于裂隙的范围和前唇的发育程度。有时前唇会变得很小，以至于不足于重建上唇的中 1/3 部分。双侧唇裂的唇红组织有几个特点：其难以发育成正常的唇红形态；表现出的仅是前唇的皮肤与口腔黏膜组织交汇而非正常唇红组织。前唇组织因缺乏侧唇组织的牵张而变为半圆形结构。

单纯性的双侧唇裂中，其鼻畸形往往并不十分明显。特别是在双侧不完全性唇裂中，鼻形态是对称的，鼻小柱的长度也多属正常。相反在双侧唇裂修复术中因对前唇组织的向下牵拉，不注意的话反而会导致术后鼻尖塌陷、鼻小柱过短的情况出现。若想维持术前双侧唇裂鼻的形态，则有可能导致双侧唇裂的修复效果不尽如人意。

（1）不完全性双侧唇裂的"华西法"整复

定点：在前唇红白唇交界处最低点定点 1，沿交界线两侧 2mm 左右分别定点 2 和点 2′，并使点 1-2 的距离等于点 1-2′的距离。在侧唇红唇最厚处定点 3 和点 3′，在点 3 和点 3′的外上方定点 4 和点 4′，并使点 3-4=3′-4′=1-2=1′-2′，点 4 和点 4′距唇红缘的距离为 1～2mm，沿裂隙缘向鼻底延伸，在裂隙上端的皮肤上定点 5，在鼻小柱基部或下方，分别定点 6 和点 6′，使点 6 距点 6′ 保持 2 ～ 3mm（图 73）。

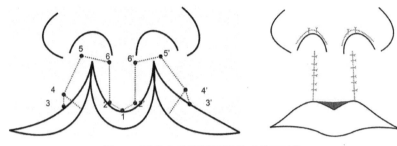

图 73 不完全性双侧唇裂的"华西法"

画线：用亚甲蓝将点 3-4-5 和点 3′-4′-5′ 连接画切口线，同时将点 1-2-6 和点 1′-2′-6′ 连接画出切口线。再将点 5 与点 6、点 5′ 与点 6′ 相连完成。

切开：一般选用 15 号小圆刀片，沿切口线切开皮肤，锐分离解剖两侧口轮匝肌，同单侧不完全性唇裂一样，保留两侧鼻翼基部不分离。但解剖分离口轮匝肌与前庭黏膜在鼻翼基部的附着范围可以大一些。并在鼻翼基部水平切开两侧口轮匝肌，形成上下两个肌瓣。仔细切除点 2-6 和点 2′-6′ 皮肤切口外侧至裂隙缘的表皮，形成前唇两翼的皮下组织瓣。在前颌骨骨膜表面，掀起前唇皮肤和皮下组织瓣，直至前鼻嵴。

前庭沟重建：将前唇黏膜瓣与前颌骨表面的骨膜缝合。再将两侧侧唇裂隙缘黏膜与前唇黏膜断端由外至中线相对缝合，形成前庭沟。

口轮匝肌重建：用 5-0 的 PDS2 将两侧鼻翼基部口轮匝肌瓣在鼻小柱基部皮下相对缝合。将两侧剩余口轮匝肌的部分的上端，与前鼻嵴缝合固位。在缝合顺序上，也可以先将口轮匝肌与前鼻嵴缝合后不打结，待鼻翼基部口轮匝肌与鼻小柱基部缝合打结后再打结，可能更利于操作。然后，由上至下将两侧口轮匝肌相对缝合。

皮肤瓣修整：先将点 4 与点 4′ 的皮下和皮肤相对缝合。缝合两侧鼻翼基部肌瓣时，尽可能使点 5-6 和点 5′-6′ 的皮肤和皮下组织向鼻小柱和鼻尖方向旋转后，根据点 4-5 和点 2-6 与点 4′-5′ 和点 2′-6′ 的实际切口长度修整两侧切口的长度。

缝合：分别将裂隙两侧的皮肤，用 6-0 或 7-0 的可吸收缝线与前唇皮肤切口仔细缝合。进而使点 3-4 和点 3′-4′ 与点 2-1 和点 2′-1′ 相对缝合。

唇珠的重建：在点 4 和点 4′ 下的红唇黏膜切端，选择在较肥厚一侧红唇干黏膜的下缘做 Z 的下外臂，在对侧红唇干黏膜中做上外臂，切开后，交叉缝合，形成唇珠。如仍有沟状切迹，可继续以沟的纵向长度为轴，在两侧做小的黏膜三角瓣并交叉缝合。

鼻畸形的整复：仿单侧唇裂鼻畸形的整复，在两侧鼻翼穹窿的皮肤面，均做类 Tajima 切口，在两侧鼻翼软骨表面前行分离并两侧鼻翼软骨内侧脚的表面贯通。用 5-0 的 PDS2 从一侧鼻前庭进针传出鼻翼软骨，将针交至对侧，继续由鼻翼软骨表面进针至鼻前庭，然后由鼻前庭另外一点进针，穿过鼻翼软骨出针，再穿过鼻尖下，交至对侧，从鼻翼软骨表面进针，穿过软骨从鼻前庭出针，并打结，此线结可在半年后自行吸收（图 74）。

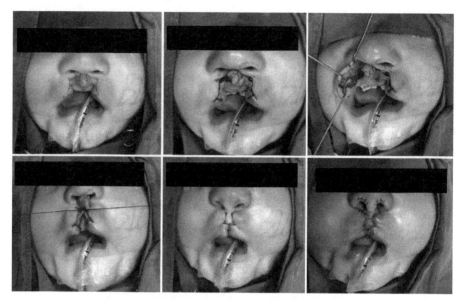

图 74　鼻畸形的整复（彩图见彩插 12）

（2）讨论

双侧不完全性唇裂的整复存在的常见问题主要是：前唇红唇上移，侧唇过长，唇弓形态不显，唇珠缺失或凹陷以及鼻小柱过短等。出现这些问题的主要原因是传统的术式设计仅靠前唇的盾牌形设计，因术后前唇受侧唇牵拉张力较大而难于重建唇弓的形态，以及未能有效矫正前唇与侧唇长度的不一致所致。为此，笔者在华西唇弓重建法中，将人中切迹点与唇峰点不都设计在红白唇交界线上，而是将人中切迹点（点 3，点 3′）设计成距红白唇交界线 1 ～ 2mm 的位置，辅助前唇瓣的盾牌行设计，共同重建唇弓的形态。侧唇的长度则通过将鼻翼基部肌肉瓣的相对缝合，向鼻尖和鼻小柱方向旋转，这样既可以松解鼻小柱基部韧带对鼻尖和鼻小柱的牵拉，又可以有效延长鼻小柱的长度，重建鼻唇角的形态。将侧唇口轮匝肌瓣上提缝合至前鼻嵴，也有助于防治上唇下垂和变长。

17. 华西整复方法在完全性双侧唇裂重建唇弓形态和延长鼻小柱长度上具有明显优势

（1）完全性双侧唇裂的畸形特点

仅伴有牙槽突裂的双侧完全性唇裂并不多见。虽然这种畸形没有伴发腭裂，但畸形程度可能会非常严重，给治疗带来诸多困难。前颌骨往往过度向前突出而不在前颌牙弓内，前颌骨甚至会出现向一侧偏斜或向下旋转的情况。前颌骨的形态也变化多端，有时会很小，易于复位于双侧上颌骨段端的间隙内，有时又会明显大于上颌骨段端的空隙而难以就位。因前颌骨形态和位置的不同，前唇的形态也不一致，要么表现的被鼻尖悬起，要么鼻小柱非常短小或消失（图75）。

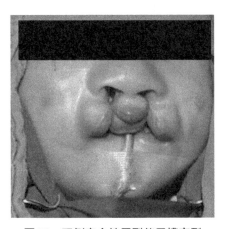

图75　双侧完全性唇裂伴牙槽突裂

前唇呈类圆形，一般仅与鼻小柱相连，在前唇组织上没有真正的唇红组织，若是双侧完全性唇裂，则前唇组织没有肌纤维的存在。这一点已被许多学者通过肌电图、尸检的方法予以证实。在双侧完全性唇裂中，口轮匝肌的纤维沿着裂隙边缘延伸入鼻翼基部。当口轮匝肌附着于黏膜下层和皮肤层时，表现为鼻翼基部皮下组织的异常隆起，尤其在上唇呈功能活动状态时就更加明显。双侧唇裂伴牙槽突裂的鼻畸形程度一般取决于前颌骨前突的位置和前唇的大小。鼻小柱通常显的非常短，而由于前颌骨与上颌骨位置关系的异常改变，两侧的鼻翼基部向后下外移位。鼻畸形的严重程度取决于前颌骨的前突、旋转和偏斜程度。前唇的位置与大小也与术后鼻畸形的程度有一定的关系。即术前前唇很小的病例，在双侧唇裂修复中，前唇全部被用于重建上唇中 1/3 时，有可能导致唇裂鼻畸形的加重，相反若术前前唇较为宽大时，因修复唇裂而产生的对鼻形态的影响就会小一些。

双侧完全性唇裂伴牙槽突裂和腭裂是另一种最常见的先天性双侧唇裂的类型，然而不同于单纯双侧唇裂的是这类畸形往往表现为不对称畸形，前颌骨前突和偏斜向一侧。前颌骨也可能是旋转或是在垂直方向上移位。腭裂的裂隙一般呈对称性表现，前颌骨的大小和形态变化较多。前颌骨位于前牙槽弓内的情形极少。由于前颌骨的过度前突，前唇有时似乎与鼻尖直接附着（图 76）。

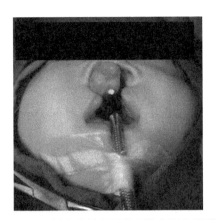

图 76　双侧完全性唇裂伴牙槽突裂和腭裂

　　上颌骨段与前颌骨间的位置关系直接影响着正常牙槽弓与咬牙合关系的重建。对外科和正畸科医师影响最大的因素是前颌骨的大小与位置以及其与上颌骨段之间的距离和它们所处的位置。当上颌骨段在前颌骨后方塌陷，并发生向中线靠拢的情况时，就需要对上颌骨行扩弓治疗，以便产生足够的空间使前颌骨复位。有时尽管前颌骨很小，但也难以通过扩弓腾出足够的间隙接纳其就位于两侧上颌骨段之间。若前颌骨较宽大，试图通过扩弓而使前颌骨就位的困难就更大，甚至会影响到下颌骨的正常生长过程。

　　从裂隙侧观，可以发现犁骨的下界厚度形态不一（图 77）。有时显得非常宽，几乎占据了整个裂隙，即使在犁骨表现的较窄的时候，也会占据硬腭的大部分裂隙。而前唇、前颌骨和口轮匝肌在双侧唇裂中的表现与前述基本相同。

　　这种双侧完全性唇裂不对称性的主要表现包括：一侧为完全性唇裂、牙槽突和腭裂；另一侧仅有唇裂。双侧唇裂和腭裂，而没有牙槽突裂，不对称性的双侧唇裂、单侧牙槽突裂和双侧腭裂。

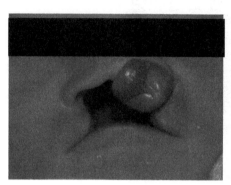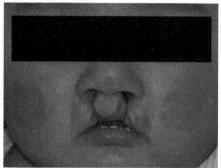

图 77　在双侧唇裂中上颌骨与前颌骨的各种位置关系

这类唇裂鼻畸形的表现与双侧完全性唇、牙槽突和腭裂造成的前颌骨的位置、前唇和上颌骨段及裂隙的对称性与否有密切的关系。严重的前颌骨前突加重了前唇直接附着于鼻尖部的畸形外观，鼻小柱非常短或几乎消失。上唇和牙槽突被裂隙分隔成 3 个互不连续的结构，使得两侧上唇组织向外侧牵拉鼻翼基部，导致鼻翼基部特别的宽，这种过度外展的鼻翼基部又会导致继发的鼻翼软骨的畸形，鼻翼软骨的外侧脚被拉平，内侧脚变短，鼻尖变的扁平，两侧鼻翼软骨的最突点间距离变大。一般来讲这种对称性的鼻畸形较不对称性鼻畸形易于整复。在对称性畸形中，鼻中隔通常是位于中线位置，而在不对称性畸形中，中隔软骨也会发生随前颌骨旋转、偏斜的改变。

（2）完全性双侧唇裂的"华西法"整复

定点：在前唇红白唇交界处最低点定点 1，沿交界线两侧

2mm 左右分别定点 2 和点 2′，并使点 1-2 距离等于点 1-2′ 距离。在侧唇红唇最后处定点 3 和点 3′，并使点 3-4=3′-4′ = 1-2=1′-2′，使点 3-7=3′-7′、3-9=3′-9′。在点 3 和点 3′ 的外上方定点 4 和点 4′，并使点 4 和点 4′ 距唇红缘的距离为 1 ~ 2mm，沿裂隙缘向鼻底延伸，在鼻翼基部内上裂隙缘的皮肤上定点 5 和点 5′，在鼻小柱基部旁内侧的红白唇交界线上分别定点 6 和点 6′，在前唇上端定点 7 和点 7′、并使两点间距保持在 2 ~ 3mm。在点 7 和点 7′ 与点 2 和点 2′ 间距的上 1/3 平面的前唇两侧裂隙缘红白唇交界线上定点 8 和点 8′。

画线：用亚甲蓝将点 3-4-5 和点 3′-4′-5′ 连接画切口线，将点 1-2-7 和点 1′-2′-7′，点 7-8-6 和点 7′-8′-6′ 连接画出切口线（图 78）。

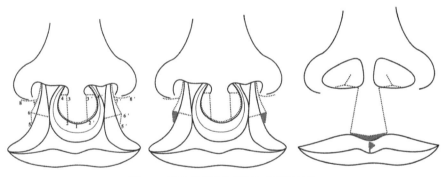

图 78 完全性双侧唇裂的"华西法"

切开：一般选用 15 号小圆刀片，沿切口画线切开皮肤，锐分离解剖两侧口轮匝肌，同单侧不完全性唇裂一样，保留两侧鼻翼基部不分离。但解剖分离口轮匝肌与前庭黏膜在鼻翼基部的附着范围可以大一些。并在鼻翼基部水平切开两侧口轮匝肌，形成上下两个肌瓣。仔细切除点 2-7-8 和点 2'-7'-8' 皮肤切口外侧至裂隙缘的表皮，形成前唇两翼的皮下组织瓣。在前颌骨骨膜表面掀起前唇皮肤和皮下组织瓣，直至前鼻嵴。

前庭沟重建：将前唇黏膜瓣与前颌骨表面的骨膜缝合。再将两侧侧唇裂隙缘黏膜与前唇黏膜断端由外至中线相对缝合，形成前庭沟。

鼻底裂的修复与鼻小柱延长：将两侧鼻翼基部先与鼻小柱基部旁的皮瓣，即点 7-8-6 和点 7'-8'-6' 所形成的类矩形瓣的皮下缝合，使鼻底皮肤保持为一体。然后用 5-0 的 DPDS2 再将两侧鼻翼基部肌瓣在前鼻嵴表面相对缝合，修复鼻底，重建鼻嵴和鼻小柱基部与鼻唇角。

口轮匝肌重建：用 5-0 的 PDS2 将两侧鼻翼基部口轮匝肌瓣在鼻小柱基部皮下相对缝合。将两侧剩余口轮匝肌的部分的上端与前鼻嵴缝合固位。在缝合顺序上，也可以先将口轮匝肌与前鼻嵴缝合后不打结，待鼻翼基部口轮匝肌与鼻小柱基部缝合打结后再打结，可能更利于操作。然后，由上至下将两侧口轮匝肌相对缝合。

皮肤瓣修整：先将点 4 与点 4' 的皮下和皮肤相对缝合。缝合两侧鼻翼基部肌瓣时，尽可能使点 5-6 和点 5'-6' 的皮肤和皮下组织向鼻小柱和鼻尖方向旋转后，根据点 2-7 和点 2'-7' 与点至鼻翼基部切口长度差，修整两侧切口的长度。

缝合：分别将裂隙两侧的皮肤，用点 6-0 或点 7-0 的可吸收缝线与前唇仔细缝合。进而使点 3-4 和点 3'-4' 与点 2-1 和点 2'-1' 相对缝合。

唇珠的重建：在点 4 和点 4′ 下的红唇黏膜切端，选择在较肥厚一侧红唇干黏膜的下缘做 Z 的下外臂，在对侧红唇干黏膜中做上外臂，切开后，交叉缝合，形成唇珠。如仍有沟状切迹，可继续以沟的纵向长度为轴，在两侧作小的黏膜三角瓣并交叉缝合。

鼻畸形的整复：仿单侧唇裂鼻畸形的整复，在两侧鼻翼穹窿的皮肤面，均作类 Tajima 切口，在两侧鼻翼软骨表面前行分离并两侧鼻翼软骨内侧脚的表面贯通。用 5-0 的 PDS2 从一侧鼻前庭进针传出鼻翼软骨，将针交至对侧，继续由鼻翼软骨表面进针至鼻前庭，然后由鼻前庭另外一点进针，穿过鼻翼软骨出针，再穿过鼻尖下，交至对侧，从鼻翼软骨表面进针，穿过软骨从鼻前庭出针，并打结，此线结半年后自行吸收（图 79）。

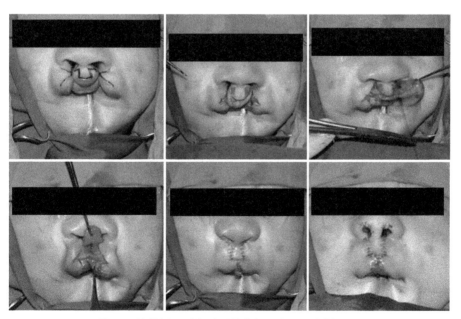

图 79　仿单侧唇裂鼻畸形的整复（彩图见彩插 13）

（3）讨论

双侧完全性唇裂的整复的常见问题主要为唇弓形态不显、唇珠缺失或凹陷以及鼻小柱过短等。出现这些问题的主要原因是传统的术式设计仅靠前唇的盾牌形设计，因术后前唇受侧唇牵拉张力较大而难于重建唇弓的形态所致。为此，笔者在华西唇弓重建法中，在侧唇上将人中切迹点与唇峰点不都设计在红白唇交界线上，而是将人中切迹点（点3，点3'）设计成距红白唇交界线 1 ～ 2mm 的位置，辅助前唇瓣的盾牌形设计，共同重建唇弓的形态。侧唇的长度则通过将鼻翼基部肌肉瓣的相对缝合，向鼻尖和鼻小柱方向旋转，这样既可以松解鼻小柱基部韧带对鼻尖和鼻小柱的牵拉，又可以有效延长鼻小柱的长度，重建鼻唇角的形态。还将侧唇口轮匝肌瓣上提缝合至前鼻嵴，这也有助于防治上唇下垂和变长。

（制图：石冰、李承浩）

国际同行方法的介绍与评议

18. 长庚单侧唇裂整复法强调干湿唇重建和避免鼻翼基底水平切口

（1）长庚法单侧唇裂整复与评议

1）定点和画线

定点包括沿白唇嵴确定非裂隙侧唇峰点、人中点、非裂隙侧唇峰点、裂隙侧唇峰点、干湿红唇交界线，双侧鼻翼基脚点、双侧口角点。

其中裂隙侧唇峰点的确定最难辨认。长庚原则是用红唇的宽度，即白唇嵴（或白线）到干湿红唇交界线（或红线）之间的宽度来判断该点的位置。一般以白唇嵴拐点即红白线交汇点外侧 3 ～ 4mm 处或唇红变成最厚处为定点。

一般不对裂隙侧唇峰点进行调整移位。但如果双侧唇长严重不对称、唇长差距超过 4mm，可以将该点稍微向近中移动来协调两侧唇的对称性（图 80）。

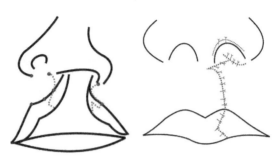

图 80　长庚法单侧唇裂定点画线

2）非裂隙侧唇切口

用 1ml 的注射针筒在上颌骨梨状孔外缘、下鼻甲及下鼻翼软骨处注射 1∶200000 浓度的肾上腺素。注意唇部不注射，以防止组织扭曲，无法精确的切开与重建。

非裂隙侧采用 Mohler 旋转切口，起自非裂隙侧唇峰点，向上至鼻小柱基部，反折回切至非裂隙侧人中嵴的鼻唇交界点。该旋转切口的高度与非裂隙侧人中嵴的高度一致。回切切口的角度取决于鼻小柱的宽度，鼻小柱越宽，角度越大。与以前的旋转推进技术相比，Mohler 旋转切口更加直立，更接近人中嵴的位置。

3）裂隙侧唇切口

皮肤切口起自裂隙缘唇峰点，沿裂隙缘切开。在唇峰点处设计一个小的白唇嵴三角瓣。白唇嵴瓣的宽度与唇峰点处白唇嵴的宽度一致，长度 1 ～ 2mm。从唇峰点延伸至红白线交汇点形成以前颌为蒂的 L- 黏膜瓣，保留侧唇的唇红。唇红长度 4 ～ 5mm。L- 黏膜瓣的上缘切口延伸至鼻翼基脚的皮肤-黏膜交界点，再沿梨状缘的皮肤-黏膜交界向上到下鼻甲的下缘，继而转向内与下鼻甲黏膜瓣相连。

下鼻甲黏膜瓣：裂侧唇以组织勾扶托，小钝剪剪开牙槽突边缘的黏膜，逐渐往上直到下鼻甲的底部，然后往下沿着下鼻甲的下缘切开 1.5～2.0cm 长。在下鼻甲上缘与鼻翼软骨交接处再做一个 0.5cm 长的鼻翼软骨间切口，然后在下鼻甲下缘切口的底部做一横切，反向掀起蒂在鼻前庭皮肤的下鼻甲黏膜瓣。下外侧鼻翼软骨与上颌骨边缘的连结纤维都要松解，上颌骨本身不做组织剥离。需注意的是下鼻甲的伤口必须仔细止血，此处伤口痊愈的速度很快，疤痕往往不明显。

裂隙侧唇切口时注意切口沿裂隙缘走行，到梨状缘区域改变方向，鼻底和鼻翼基脚周围没有切口。虽然在重建中鼻翼基脚与唇部的运动方向不一样，但由于皮肤富有弹性，不需要增加鼻底的水平切口。

4）手术操作

旋转瓣：用两个单钩和手指固定唇部，避免扭曲，67 号刀片切开。弯曲的旋转唇瓣切口自鼻小柱底部往下延伸直至非裂隙侧裂隙缘唇峰点，然后与唇缘轴线成直角地切过唇缘。如果唇缘处的切口线是曲线，则在唇缘处无法方正地缝合。

用 15 号刀片在皮下层次进行肌肉解剖，范围为 2～3mm。用组织剪解剖分离鼻小柱基部和裂隙侧鼻底的异常肌肉。在剥离肌肉时，要注意避免伤及皮层，否则皮下缝合时会有困难。

使用组织钩将患侧鼻翼往上拉，同时用另一组织钩将红唇游离端往下拉，来检查唇弓的旋转是否足够。如果唇弓尚未旋转至水平，则可将切口沿鼻小柱底向非裂隙侧延伸，但是不能超过非裂隙侧的人中嵴，否则会使整个上唇唇高加长。不建议行鼻小柱唇皱折处的 Millard 回返切口，因为回返切口会加大唇瓣旋转后的组织缺损，也就需要将推进唇瓣的尖端设计成更宽的矩形，而该区域往往组织量不足，很难设计成矩形瓣。如果将旋转切口延伸至非裂隙侧人中嵴后，唇弓仍然无法旋转至水平，可暂时不对切口作任何改变，而在重建口轮匝肌后，再根据不够的程度，在白唇嵴上插入一个裂侧唇三角皮瓣。

C- 唇瓣和鼻翼内侧脚：C- 唇瓣的切线从非裂隙侧裂缘唇峰点沿着皮肤与红唇的交界向裂缘延伸，直到前颌骨上皮肤的最外侧点，然后转向上方沿着鼻小柱皮肤与鼻中隔黏膜的交界延伸约 5mm 或更长。在前颌骨之上、鼻小柱外侧的皮肤必须全部包含在 C- 唇瓣之中，用于重建鼻小柱或鼻孔下缘。

用组织剪钝性分离裂隙侧下外侧软骨的内侧脚和非裂隙侧的下外侧软骨之间的韧带连接，这样就能移动 C- 唇瓣，并复位向下移位的鼻翼内侧脚下端。C- 唇瓣的尖端（非裂隙侧裂缘唇峰点）将向内旋转，填充 Mohler 切口余留的鼻小柱基部的缺损。

C- 唇瓣究竟应该用来延长鼻小柱还是用来重建鼻孔下缘一直有所争论。可利用组织钩将裂隙侧鼻翼拉高有助于决定 C- 唇瓣的走向。如果 C- 唇瓣偏向鼻小柱，则利用此组织来延长鼻小柱底部。反之，如果唇瓣偏向鼻孔下缘，表示此组织比较适用于鼻孔下缘的重建。如果裂隙侧唇高不够，则唇瓣将被置于鼻翼基底之下，有助于加长裂隙侧唇高。

剩余的黏膜组织可以设计为一蒂在前颌骨的 C- 黏膜瓣。蒂在前颌骨的 C- 黏膜瓣往后旋转用于填入鼻小柱后方切口所造成的缺损，采用 5-0 可吸收缝线缝合。这样可以增加 C- 唇瓣与鼻小柱的活动度，便于鼻孔下缘的重建。

推进瓣：同样用单钩和手指固定唇部，用 67 号刀片自裂隙侧唇峰点沿裂隙缘准确切开，至裂隙缘牙槽嵴表面的皮肤-黏膜交界处。鼻翼基脚的皮肤-黏膜交界点是鼻底尖端的解剖标志点。从该点向内推进，缝合至鼻中隔以重建鼻底。从鼻翼基脚到这一点的组织是自然的鼻坎组织，在手术中应小心保留，否则在二期整复中很难再建缺失的鼻坎。

用 15 号刀片制备蒂在裂隙缘牙槽嵴的 L- 黏膜瓣。L- 黏膜瓣的上缘切口沿皮肤-红唇交界和皮肤-黏膜交界切开，延伸至鼻翼基脚的皮肤-黏膜交界点。在 L- 黏膜瓣上缘皮肤-黏膜交界的最末端点旋转 90°，再沿梨状缘的皮肤-黏膜交界向上到下鼻甲的下缘基部，继而转向内与下鼻甲黏膜瓣相连。L- 黏膜瓣宽约 5mm，深层带薄层肌肉以保证血供。L- 黏膜瓣的长度取决于裂隙的宽度。唇峰点内侧预留 4 ～ 5mm 的足够唇红组织以重建唇红，其余的黏膜组织均可留作延长 L- 黏膜瓣。

解剖口轮匝肌：将口轮匝肌从上颌骨的骨膜上解剖剥离下来，侧唇的黏膜切开并继续往内剥离 2 ～ 3mm。此处不做广泛黏膜剥离的原因是避免术后的黏膜下纤维化。皮肤侧用 15 号刀片将皮肤与肌肉分离约 2mm，创缘保留薄层肌肉，再用小钝剪继续偏皮肤侧剥离肌肉。剥离的范围上自鼻前庭、鼻翼基底，下至裂隙侧唇峰，鼻旁的异位附着肌肉包括鼻肌横部、降鼻中隔肌、提上唇鼻翼肌，要进行彻底剥离。鼻翼基部的肌肉剥离以内眦动脉为解剖标志点，剥离的范围应达到血管的上外侧，保证鼻翼基部的大部分异常肌肉附着充分松解。完成肌肉剥离后，要仔细止血。

将肌肉与皮肤和鼻翼间彻底剥离松解，可以使蜷缩的肌肉拉伸，其表面的皮肤往往也能随之延展，使唇高和唇长增加。口轮匝肌必须整体剥离，良好的肌肉解剖和重建有助于人中嵴的重建。如果不能彻底解剖所有的异常肌肉附着，会造成鼻翼基脚下外侧移位的二期鼻畸形。

掀起边缘部口轮匝肌瓣：在掀起颊黏膜瓣后，裂隙侧上唇以组织钩牢牢扶持住，沿着唇缘切开并掀起边缘部口轮匝肌瓣。该肌瓣包括在唇缘部的口轮匝肌、裂侧唇峰内侧的红唇及相对应的唇黏膜。边缘部口轮匝肌瓣在设计上，要注意它的宽度和其中的肌肉量必须和非裂隙侧唇峰处相同。在边缘部口轮匝肌瓣的红唇将被用来重建非裂隙侧唇弓处的红唇欠缺。边缘部口轮匝肌瓣的切口应与侧唇皮肤垂直，避免斜向切入。

重建鼻底：先前附着于梨状缘的下外侧软骨外侧脚向上复位并固定于上外侧软骨。下鼻甲瓣旋转 90° 填补梨状缘的空缺。下鼻甲瓣的上缘缝合于之前梨状缘切口的下缘。L- 黏膜瓣缝合至鼻小柱后方切口处的软骨膜。C- 唇瓣向外侧翻转，置于 L- 黏膜瓣的下方，与前颌骨的外侧牙龈和 L- 黏膜瓣的下缘缝合。下鼻甲瓣的下缘与 L- 黏膜瓣的上缘缝合。至此，鼻底和鼻孔侧壁完全被黏膜覆盖，消除了裸露面和张力。鼻前庭的皮肤连同鼻翼越过已缝合的黏膜底部，将唇部游离缘切口与梨状缘切口的交界点缝合至鼻小柱后方切口的最上点。依次缝合前庭皮肤瓣的上端游离缘和底部桥连的组织瓣。这样鼻底获得良好的双层封闭，组织缺损得到有效纠正。鼻底区的完全封闭可以促进伤口愈合，减少疤痕产生。鼻翼基底处由于完全没有张力，使鼻翼基底可以重置在很好的位置。上颌骨上不作任何剥离，对颜面骨发育没有影响。鼻孔宽度稍微过矫正，并注意保护鼻坎结构。重建肌肉后完成鼻底的最后复位和缝合。

经过术前正畸治疗的患者，其唇裂整复时的牙槽裂隙宽度往往小于 5mm。这时可能不需要用 L- 黏膜瓣或者使用 L- 黏膜瓣代替下鼻甲瓣填补梨状缘的组织缺损。如果牙槽裂隙非常宽，超过 15mm，L- 黏膜瓣可能不够长，不足以缝合到鼻中隔。这时需要利用蒂在鼻前庭皮肤边缘的裂隙侧颊部黏膜瓣（B- 黏膜瓣），此黏膜瓣上缘切口与之前的上颌骨梨状缘的切口相接。将 B- 黏膜瓣与下鼻甲黏膜瓣缝合，两者的尖端跨过裂隙，与鼻小柱后方的 C- 唇瓣及前颌骨外缘牙龈缝合，以重建鼻底。

重建肌肉：肌肉以 5-0 单股可吸收线缝合。首先用牵引线缝于裂隙两侧的唇峰点，缝线置于整层肌肉的中央。缝合这两点后，用一支组织钩将唇弓往下牵引至水平位，然后再逐条将缝合肌肉的其他缝线缝在适当位置。缝合第一针时，先穿过鼻中隔的尾端，缝合推进瓣的肌肉尖端，再穿过鼻中隔。通过这样的锚式缝合将侧唇拉至鼻中隔。其重要意义在于其可以使侧唇向中线靠拢，避免出现裂隙侧上唇下掉的二期畸形。

人中嵴的重建需要注意：正确的皮肤切口。Mohler 切口与常规旋转推进技术相比，切口线更直，与裂隙侧人中嵴的位置走向更一致；用更厚的肌肉模拟人中嵴，褥式叠加缝合肌肉可以有效增加肌肉厚度。缝合肌肉时，注意将裂侧唇部的肌肉缝的比非裂隙侧唇部肌肉稍高，以重建患侧的人中嵴。重建患侧人中嵴的最佳方式是较紧的肌肉缝合，保留较松弛的皮肤，会出现自然的人中嵴。裂隙缘保留薄层肌肉有助于增加皮肤厚度，形成人中嵴。此外，边缘部口轮匝肌瓣的缝合采用褥式缝合，避免术后出现唇珠凹陷。

鼻底切口：由于侧唇的皮肤与肌肉在剥离松解后会伸展，在口轮匝肌重建之后，裂隙侧唇瓣的皮肤往往能重新覆盖于其上，不需要做到鼻孔下方或鼻翼基底附近的切口。因此长庚法不做裂隙侧鼻孔下方的水平切口。

准确的皮肤切开与缝合只能在肌肉重建后才能施行，因此需先缝合裂隙两侧的唇峰点，用单钩牵引唇弓缘向下，检查鼻翼基脚的位置。如果此时鼻翼基脚和裂隙侧唇峰点仍然高于对侧，可在裂隙侧鼻底作横向切口以下降鼻翼基脚，延长唇高。切口位置须避开鼻翼基脚周围，置于鼻前庭底部。C- 唇瓣的另一端（前颌骨表面的皮肤最外侧点）填补横切口形成的组织缺损。

重建唇红：首先以组织钩扶住边缘部口轮匝肌瓣，在保持张力的情况下用 11 号刀片切割三角形的红唇瓣。红唇瓣的尖端不能超过自然唇珠的位置。在红唇瓣以外的黏膜下多余的边缘部口轮匝肌组织要仔细的保留下来，以增加裂侧唇峰处的嘴唇饱满度。多余的黏膜组织要保留至缝合唇缘时才切除。

再将非裂隙侧唇峰以组织钩扶住，此处的红线用 11 号刀片切开。切开后的缺口刚好容纳裂侧红唇瓣的插入以改正非裂隙侧唇弓处的红唇欠缺。缝合红唇瓣时必须保持张力。

然后切除裂侧唇缘多余的黏膜。切除的位置以裂侧唇峰点为准，切除红唇瓣以下的部分。非裂隙侧唇的唇弓之下的唇缘亦相同，先放送红线切口之下的组织，再将边缘多余的组织切除。

上唇内侧的多余的黏膜视情况决定是否需要切除。黏膜用可吸收线缝合，黏膜的最上端要与跨越牙槽裂隙的 C- 唇瓣黏膜相缝合，形成完整的无张力黏膜封闭。

鼻孔塑形：过去 30 年间，长庚颅颜中心的前鼻孔成形技术经历了不断演变：从通过鼻小柱和鼻翼基脚将裂隙侧下外侧软骨与皮肤和黏膜潜行分离的闭合式鼻整形术，到通过鼻小柱和鼻翼基脚将下外侧软骨与皮肤潜行分离的闭合式鼻整形术，再到不作软骨解剖和复位的单纯鼻-牙槽正畸塑形，最后鼻-牙槽正畸塑形结合双侧鼻翼缘切口行双侧下外侧软骨解剖和复位。

5）现行的术前鼻-牙槽正畸塑形结合半开放式鼻整形术

通过非裂隙侧的鼻翼缘切口和裂隙侧的倒 U 形切口，解剖复位双侧下外侧软骨，并过矫正裂隙侧的软骨。

现行鼻孔成形术中，裂隙侧鼻翼缘的倒 U 形切口要比非裂隙侧的鼻翼缘切口高出 1 ～ 2mm。用锐剪刀将双侧下外侧软骨表面的纤维脂肪组织仔细松解。裂隙侧解剖的范围达到下外侧软骨下尾端沟的外侧。用组织剪从一侧切口伸入鼻尖，经对侧切口穿出，确保鼻尖的纤维脂肪组织完全从软骨上游离。

在掀起下鼻甲黏膜瓣时，切开下外侧软骨与上颌骨梨状孔外缘之间的纤维性连结，再用小钝剪从鼻前庭处将下外侧软骨与其上的皮肤剥离。原来固定于上颌骨梨状孔外缘及皮肤的裂隙侧下外侧软骨与其外覆的皮肤、外侧与上颌骨的附着点及与其上方的上外侧软骨的附着点分离，上颌骨本身并不做广泛的剥离。往上方重置下外侧软骨，并借助与上外侧软骨的缝合、鼻翼的贯穿性缝合，与上外侧软骨及鼻翼的皮肤进行固定。

用 5-0 PDS 线穿过下外侧软骨的顶部外侧，再从下外侧软骨下缘穿回，将下外侧软骨提起，并往内旋转。在鼻孔内缘处选择缝线穿回时最适当的进针点非常重要。可以试着用针尖抵住鼻孔内缘处不同的点以确定何处是最佳的选择。从裂隙侧鼻翼穹窿外侧点进针悬吊可以达到过度矫正的目的。通过褥式缝合使两侧下外侧软骨靠拢。切除裂隙侧鼻小柱上份的多余皮肤，避免出现蹼状软组织三角的二期鼻畸形。在内侧脚上第一针的下方进行第二针褥式缝合，缝于鼻中隔上可增强鼻穹窿矫正效果。

鼻翼基脚的复位需要充分解剖鼻周异常附着的肌肉。复位时鼻翼基脚稍微过矫正，即裂隙侧鼻孔宽度略小于非裂隙侧。

下鼻翼软骨与皮肤之间的纤维性连结被小钝剪松解后，必须借助鼻翼穿透性缝合再与皮肤固定。如此不但可以使软骨与皮肤重新固定，给予下外侧软骨额外的支撑力，同时又能创造出鼻翼沟，并可防止鼻前庭的蹼状挛缩。进行穿透性缝合时，必须用尼龙悬吊线将鼻翼重置于较高的位置。第一针缝在鼻前庭的皮肤，缝合时利用镊子在鼻翼沟处抓住鼻翼软骨的内外两面，使缝合更容易。缝线由内而外自镊子的尖端附近穿出，再由同一针孔穿回鼻前庭的内侧后打结。通常会在鼻翼褶处缝三针这样的穿透性缝合，另两针穿过下鼻翼软骨的上缘，从鼻翼沟穿出，再穿入到鼻翼缘内的前庭。鼻翼穿透性缝合会造成外皮的一些凹陷，这些凹陷会在 1 ～ 2 周内消失，不留痕迹。

皮肤缝合：推进瓣的尖端缝合于 C- 唇瓣和旋转瓣交界的最外侧点。旋转瓣的外侧方切口线模拟人中嵴。切除鼻底多余的皮肤组织，注意保留鼻坎结构。侧唇上的小白唇嵴三角瓣用于重建白唇嵴突起。如果非裂隙侧白唇嵴不够明显，可在唇峰点上方做一小的水平切口，将三角瓣插入其缺口中。

补充旋转（小三角瓣）：完成最初的旋转唇瓣的切口后，唇弓旋转量的足够与否，可以借助组织钩将裂隙侧鼻翼往上拉，同时使用另一组织钩将唇弓往下拉来检查。完成前述的缝合后，要再次检查唇弓的对称性以确定唇弓在水平位置。缝合后的裂侧唇峰点必须与非裂隙侧唇峰点等高。

对于唇弓旋转量不够的最佳解决之道是在非裂隙侧裂缘唇峰的白唇嵴上方作一小的水平切口，在唇弓的白线之上造成一个 1 ～ 3mm 的三角形缺损，此缺损利用侧唇上小的三角瓣填补。

术后维护：长庚法强调术后鼻模的支撑。认为手术之后鼻孔内有环状的伤口，伤口收缩后鼻孔会缩小。伤口愈合过程中，利用鼻模来支撑鼻部的过矫正伤口，可以防止伤口收缩，达到更理想的结果。因此要求术后尽可能佩戴鼻模 6 ～ 9 个月。

6）评议

长庚单侧唇裂整复方法是在继承旋转推进法的基础上融入了

Mohler 法的切口设计，创新性地提出了免做裂隙侧鼻基基部水平切口和红唇修复中应以干湿黏膜分界线红线作为参考的新方法，对提高单侧唇裂的整复效果起到了积极的推动作用。近年来，在唇裂鼻畸形的初期矫正方面，该法在同行手术矫正鼻畸形的基础上，辅助鼻模的长期应用，取得了很好的术后效果，成为不少学者学习的模式。但该法缺乏整体设计的理论，设计与操作特别强调个人技术，使初学者较难掌握，术者间的效果存有较大差异。

（2）长庚法整复单侧唇裂的方法与评议

1）标记与测量

首先在前唇与侧唇上的解剖标记点测量定点（图 85），包括唇弓正中点、前唇唇峰点、双侧侧唇唇峰点、双侧口角点。测量唇部的高度与长度以评估唇部的对称性。前唇两侧的唇峰点间的宽度为 4～5mm。前唇的宽度往上逐渐缩小，至鼻小柱基底部缩小至 3～4mm。这些数值可以防止术后前唇变得过宽。前唇高度由前唇的原高决定。提放一下鼻翼可以帮助确认前唇与鼻小柱的交界处。所有前唇的切口线都是直线，不可弯曲（图 81）。

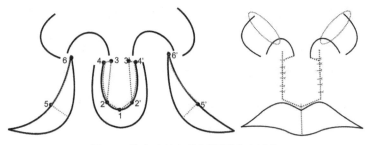

图 81　长庚法整复单侧唇裂定点画线

2）手术操作

前唇切口：中央部位切口用大双钩钩住鼻翼，小单钩钩住前唇，使前唇固定，以求切口的精确。前唇瓣切口用 11 号刀片切出精准的直线；然后使用小双钩协助将前唇瓣由前颌上掀起。鼻小柱底部侧面的组织保留为两个叉状皮瓣。叉形瓣的下缘起于先前标记的人中嵴上端，垂直于前唇瓣的纵向切口，横向往外延伸至前颌的皮肤-黏膜交界处；之后从这个点转折往后上，沿膜状鼻中隔的皮肤-黏膜交界处往上，直到鼻翼穹窿。

前唇瓣下缘的切口设计成唇弓的形态。其切口必须摆在前唇的白唇线的上方，且前唇瓣的设计不可包含有红唇的组织。用剪刀将前唇-叉状皮瓣及鼻小柱与鼻中隔分离。用大双钩钩住鼻翼使前唇-叉状皮瓣及鼻小柱向头侧移位后，在新的位置用 5-0 Vicryl 缝线将其固定于膜状鼻中隔上。该组织移位后在前唇皮肤与前颌骨之间新增加的空间，用于后续的口轮匝肌在前颌之前的重建。

前唇的红唇与黏膜，设计成为一个蒂在下的皮瓣，用来覆盖前颌下 1/3 的创面和加深上颊沟。修建皮瓣多余组织的最佳方式是将皮瓣与前颌交界处剪开一侧，将皮瓣摊平于前颌之上再剪除多余组织。两个以前颌侧边为蒂的前唇黏膜瓣（或称 PM 瓣），将用于重建鼻底。

侧唇切口：首先标记出侧唇黏膜与红唇的交界线（或称红线），并在口角标记定点。侧唇上的唇峰点通常位于侧唇的红唇最宽处，一般在红线与白唇线交会点外侧的 3～4mm。侧唇唇峰点到嘴角的水平距离，通常为 13 ～ 15mm。标记点定位后接着测量两侧唇高与唇长，以评估是否有任何不对称的状况。超过 3mm 的唇高或唇长差异，在视觉上可以被察觉，必须借由左右移动唇峰点的位置来调整。

侧唇的切口从先前标记的侧唇唇峰点开始，切口沿着白唇线上方 1mm 处走行，留下 1mm 宽的白唇线与其内侧的红唇及唇缘内部的口轮匝肌组成白唇线-唇缘瓣。该瓣用于重建唇弓。唇弓的重建必须采用侧唇的组织而非前唇的组织。

以裂隙边缘的牙槽突为蒂设计一个约 5mm 宽的 L- 黏膜瓣，用来重建鼻底。其上缘切口就是先前的侧唇切口，沿着唇缘的皮肤黏膜交界往上延伸至梨状缘，最后到达下鼻甲基底部。以鼻前庭黏膜为蒂将下鼻甲瓣解剖掀起。下鼻甲掀起后，可将下外侧鼻翼软骨在梨状缘的韧带附着点游离松解。L- 黏膜瓣解剖掀起的过程中注意要包含一层薄薄的肌肉以提供较佳的血循供给。

除非前唇与侧唇间垂直距离很不协调，需要缩短侧唇唇高，否则，为保证鼻翼-面颊沟的形态，一般不在鼻翼附近作水平切口。

肌肉解剖：肌肉层的解剖是沿着上颌骨骨膜的上方进行的。长庚观点认为沿着骨膜上进行解剖可以对异常的肌肉附着点做较佳的松解，而疤痕形成的程度则与骨膜下解剖没有太大的关系。黏膜侧的肌肉解剖维持在 2mm 以内，皮肤与肌肉间的解剖范围则应彻底。鼻翼基底部的异常肌肉附着处也需要彻底的松解。皮肤与肌肉间的松解必须往外超过内眦动脉，鼻翼基底部的异常肌肉附着点才能得到足够的松解。所有的肌肉异常附着必须完全放松，直到侧唇的口轮匝肌可以在没有明显张力的状况下，在前颌之前汇合为止。

鼻底重建：裂隙较狭窄的患者并不需要下鼻甲瓣。这类患者术中 L- 黏膜瓣的尖端跨过裂隙与鼻中隔的切口缝合，其下缘与前颌的切口缝合，其上缘则缝至梨状缘的切口处以重建鼻底部。将所有的创面用黏膜完整覆盖，可达成伤口的一级愈合并防止愈合过程中的疤痕挛缩。若患者裂隙较宽，鼻底部的重建就需要用到下鼻甲瓣。下鼻甲瓣旋转 90°，使用 5-0 Vicryl 缝线将其上缘与梨状缘缝合，下缘与 L- 黏膜瓣的上缘缝合。

PM 瓣往外缝合到 L- 黏膜瓣的下方，组成鼻底的内衬，多余的 PM 瓣可以切除。鼻翼基底的皮肤向内侧旋转推进至鼻小柱的后方以防止鼻翼的外翻。鼻前庭区的切口与 L- 黏膜瓣的上缘缝合。多余的鼻底皮肤可以切除，鼻孔的宽度最好能维持在 8 ~ 10mm。至此鼻底部的重建就完成了。

肌肉层的重建：两侧的口轮匝肌用 4-0 Vicryl 缝线缝合在一起，下份的肌肉与黏膜采用单层垂直褥式缝合，即缝针先穿过一侧肌肉黏膜，再绕缝一周两侧的黏膜，之后缝合对侧的肌肉与黏膜并打结。上颊沟以上高位的肌肉则进行简单缝合。肌肉的最上缘用缝线固定于鼻中隔以防止术后唇部下垂。通常在唇下半部需要两针垂直褥式缝合，唇上半部则需要两针简单肌肉缝合。

唇弓的重建：由白唇线上方的切口将唇缘掀起成为红唇肌肉瓣（或称 OM 瓣）。OM 瓣掀起时，为了避免上唇中央组织的欠缺所导致的口哨畸形，11 号刀片切割的方向须刻意往黏膜侧倾斜，维持在斜切的状态，为 OM 瓣保留足量的红唇、黏膜，以及口轮匝肌，以供唇弓及唇珠重建使用。

将前唇皮瓣与侧唇皮肤进行缝合。重点在于表皮下缝合，将前唇的唇峰点以及其侧唇上的相对应点作精确的对缝。全层的 OM 瓣置于前唇皮瓣之下以重建唇弓。OM 瓣的长度刻意稍长于唇峰至前唇中点的距离，才能做出噘嘴的形态以及呈现饱满的唇珠。OM 瓣前端多余的肌肉也能运用来增加唇珠的饱满度。

若有轻微的唇高不对称，可以将肌肉缝线拆开调整重新缝合。如果不对称更为明显，则需要将比较长的那一侧的唇高，由鼻底位置进行修短。

肌肉缝合后，要再一次测量鼻底的宽度，任何不对称都要重新调整。

鼻重建：双侧鼻翼边缘作倒 U 形切口。在目视下，用剪刀解剖下外侧鼻翼软骨，直到鼻尖的纤维脂肪组织与软骨彻底分离为止。

标记出两侧下外侧软骨的穹隆点。用 5-0 PDS 缝线褥式缝合两侧解剖分离后的下外侧鼻翼软骨。之后将鼻尖的纤维脂肪组织重铺于缝合后的下外侧鼻翼软骨顶端。切除倒 U 形切口下缘多余的皮肤，用 5-0 Vicryl 缝线缝合伤口。

用 5-0 PDS 缝线对鼻中隔作穿通缝合，以提供给下外侧鼻翼软骨的内侧脚更多的支撑。另外在鼻翼-颜面沟作内外固定缝合，借以关闭因软骨解剖所产生的死腔，减少鼻孔前庭区的内衬塌陷，而且能够对下外侧软骨的外侧脚提供额外的支撑。这些缝合还可改正因软骨解剖而消失的鼻翼-颜面沟。

鼻唇角的复原：将叉形皮瓣往后缝合至鼻中隔，可以让因掀起前唇瓣而变钝的鼻唇角恢复术前的角度。最后将鼻底多余的组织修剪并完成鼻底的缝合。

皮肤缝合：白唇皮肤使用 7-0 Vicryl 缝线作连续性缝合。干唇唇红用 7-0 Vicryl 缝线作褥式缝合。湿唇唇红用 5-0 Vicryl 缝线缝合。

3）评议

长庚双侧唇裂的手术设计与操作在继承国际同行传统做法的基础上，融入了单侧唇裂手术的一些特点，如免做或少做侧唇鼻翼基部切口，鼻底的双侧封闭等。但双侧唇裂的唇峰点主要是水平移动，极少表现为旋转下降，因此是否需要做鼻翼基部的水平切口，主要取决于侧唇与前唇的高度差而不是唇峰下降的幅度。若侧唇切口明显长于前唇切口的长度，则必须要在侧唇鼻翼基部做水平切口，切除楔形的皮肤组织，以使两侧上唇切口平整相对缝合。

长庚颅颜中心对于单侧与双侧唇裂重建后的结果长期追踪研究显示，术后鼻子的宽度会随时间而变宽，鼻小柱的高度则维持不变，因此他们强调鼻小柱高度与鼻宽度在手术时需要过度矫正的重要性。然而"过度矫正"的"度"并不容易把握适当。临床常见的二期"小鼻孔畸形"仍然相当棘手，尤其是一些严重的裂隙侧鼻孔过小的案例，目前尚缺乏有效持久的治疗手段。

19. Cutting 单侧唇裂整复法采用了 Mohler 的切口设计

（1）Cutting 法单侧唇裂整复与评议

1）鼻-牙槽突矫治器的应用

Cutting 法认为鼻-牙槽突矫治器的应用能够提高一期鼻畸形整复的效果，同时能够降低唇腭裂儿童整体的手术次数。中期随访结果显示，NAM 治疗并不影响面中份的生长发育，通过 NAM 治疗使牙槽突骨断端距离控制在 1mm 以内，这种情况下患儿接受牙龈骨膜血管成形术（gum periosteal angioplasty, GPP），有 60% ～ 73% 的患者能够避免行牙槽突裂骨移植。此外，牙槽突骨段的复位能够改善术前鼻形态，在一期鼻畸形整复术获得更好的鼻形态。中长期随访显示，NAM 治疗组鼻的对称性明显好于没有行 NAM 治疗组，且结果具有统计学意义。

经过 NAM 治疗的患者其手术操作难度会有所降低。以下描述的手术方法只适用于未经过 NAM 治疗的患者。

2）标志点与切口设计

唇弓点的确定：首先确定非裂隙侧唇弓的标志点。该区域白唇嵴明显，能够确定点 1 和点 2，通过两点之间的距离确定点 3 的位置。如果唇弓较宽且白唇嵴比较明显，可以适当缩窄唇弓的宽度，减少点 3 下降的难度。点 4 的确定是通过卡尺测量非裂隙侧鼻翼基部到唇峰的距离，通常该距离大约 10mm，然后测量裂隙侧鼻翼基部到白唇嵴的距离以此确定点 4。点 4 应位于白唇嵴的中间。

回切点的确定：回切线的顶端（点 8）应该位于鼻小柱基部上方 1.5mm 的位置，中线偏非裂隙侧，分鼻小柱两侧宽度比为 3∶4 的位置。点 8 如果太靠近裂隙侧，C-唇瓣就会显得过窄而不足以填补旋转下降的缺隙，如果距离裂隙侧过远，C-唇瓣将相对过宽，则人中切迹上份的宽度就无法保证。该点与点 3 的连线应设计成弓形以模拟人中嵴的形态。回切线的末端点（点 5）应落在非裂隙侧的人中嵴上，这两条线的角度决定了旋转下降的幅度。角度越锐，旋转下降的幅度越大。

3）侧唇切口的设计

沿鼻翼基底部的下方约 1mm 处做横行切口，切口末端点（点 7）不超过鼻翼外侧脚。此切口的目的不是用来增加裂隙侧的唇高，如果侧唇垂直高度不足，应适当沿白唇嵴外移点 4 来增加唇高。在点 4 白唇嵴的位置下方 1mm 处确定一点，该点与点 4 的连线与白唇嵴垂直。继续向白唇延长 1mm，然后沿裂隙边缘向上与鼻翼基底部处的横行切口汇合。L-黏膜瓣做改良设计，将 L-黏膜瓣的基部设计在鼻腔侧壁，如此操作，梨状孔处的三角形创面就可以被关闭，并且这个瓣的下缘可以被缝合到鼻中隔组织瓣，从而关闭口鼻瘘（图 82）。

沿非裂隙侧上唇的切口线切开皮肤和黏膜，形成 M 瓣和 C-唇瓣。在点 8 下方 1mm 处做横行切口，全层切断口轮匝肌使唇弓充分旋转下降。如果旋转下降不足，可将 Mohler 回切线的末端点沿对侧人中嵴延伸，这样能够确保下降充分，缺点是上唇横行的瘢痕位置偏低。在非裂隙侧口腔黏膜找到唇系带的位置，平

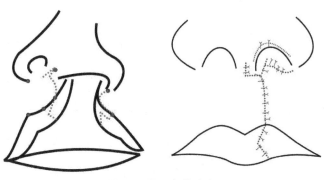

图86 唇弓点的确定

行于唇系带做黏膜切口，然后横行切开，确保唇弓充分旋转下降。M瓣用来充填并关闭黏膜的缺损。

沿裂隙侧上唇的切口线切开皮肤和黏膜，在口轮匝肌的下方游离形成L-黏膜瓣。需要强调的是，在罗慧夫三角瓣的下方需预留上唇的肌肉组织用来丰满红唇。改良的L-黏膜瓣是以鼻腔面为蒂的皮瓣，由于接近龈颊沟，解剖的层次从黏膜下变成骨膜下，这样能够保证瓣的血供。梨状孔切口的标志线位于鳞状上皮黏膜与鼻腔黏膜交接处，在此处切开深达骨面。用骨膜剥离子在骨膜下充分游离，确保L-黏膜瓣向内旋转能够与该切口的上下两条边缝合，另外一条鼻腔内切口沿鼻底黏膜内侧向后切开，用以关闭鼻底。行广泛的骨膜上剥离，能确保组织充分松解，关闭裂隙。

L-黏膜瓣向内翻转以充填梨状孔切口的缺损，防止鼻腔内衬出现瘢痕和瘢痕收缩。通过水平褥式缝合技术将犁骨瓣与L-黏膜瓣的中段边缘缝合关闭鼻底，然后关闭口腔黏膜。

弯角剪刀通过Mohler回切口的顶端插入鼻翼软骨内侧脚之间，慢慢钝性分离，使鼻翼内侧脚之间形成游离的腔隙。在鼻中隔转角处做切口至裂隙侧的鼻底，该切口深达游离的腔隙，形成皮肤-软骨复合皮瓣。钝性分离皮肤的封套层与上下外侧软骨。使用 Ragnell 拉钩上提裂隙侧鼻翼软骨外侧脚，通过水平贯穿缝合将鼻翼内侧脚固定在新的位置，同时进行鼻小柱的塑形，然后关闭鼻中隔转角处的切口。

裂隙侧皮下松解口轮匝肌至鼻翼基部，在裂隙侧鼻翼基脚的皮下制备一个皮肌三角瓣，这个三角瓣被用来拉拢非裂隙侧鼻翼内侧脚，缝合时用长效吸收线缝合固定。通过水平褥式缝合恢复口轮匝肌的连续性，这样能够形成一个隆起模拟人中嵴的形态。修整 C- 唇瓣，充填旋转下降遗留的缺损。从上到下关闭白唇皮肤和红唇黏膜，并应用罗慧夫三角瓣防止红唇凹陷。

鼻部的缝合采用改良的 McComb 固定缝合技术，缝合固定选用长效可吸收缝线。通过斜行的水平褥式贯穿缝合上提裂隙侧鼻翼软骨，消除鼻前庭处蹼状的死腔。

4）评议

本法是对 Mohler 法的改良与应用，其特点是设计更加精细，如鼻小柱基部切口的方向与位置，以及遇到不同情况时不同的处理方法，如当裂隙侧唇峰旋转下降不足时，调整办法是行末端切口。但笔者不能认同的是 Mohler 认为转折切口角度越锐，裂隙缘唇峰下降越多，反之角度越钝，裂隙缘唇峰下降越少。按照笔者几何学研究结果，这一下降情况只会在切口末端点在同一垂直线上时才会发生。实际情况应该是转折切口末端点只要落于非裂隙侧上唇两唇峰夹角角平分线上的任何一点，都可以使裂隙缘唇峰实现充分的旋转下降。笔者归结的简便方法是，始终保证旋转切口末端点距非裂隙上唇上两唇峰点相等即可实现这一效果。

Cutting 法提出的将裂隙侧鼻翼基部制作皮肌小三角瓣与非裂隙侧鼻小柱皮下缝合的方法，笔者非常认同并坚持如此操作，此法可以有效矫正鼻小柱的偏斜等。至于文中介绍的 Cutting 法在裂隙侧鼻底鼻翼软骨内侧脚作切口和白唇嵴上作小三角瓣的方法，笔者不予完全认同，认为应该寻求创伤更小的方法或行远期观察后再下结论为妥。

（2）Cutting 法双侧唇裂整复与评议

1）NAM 的应用

Cutting 法认为双侧完全性唇裂整复术的一大挑战是解决前突和（或）上翘的前颌骨畸形，对前颌骨进行有效的术前矫形是唇部无张力缝合以及高质量一期鼻重建的保障。既往纠正前颌骨的方式包括前颌骨切除术、部分前颌骨切除术、唇粘连术、Latham 主动矫治器，但上述方式都存在缺陷，特别有长期随访反应的面中份发育不足的缺点。NAM 作为一种被动引导矫治器能够有效地纠正前颌骨段，在双侧唇裂整复术前使畸形的前颌骨恢复到其解剖位置。同时，使用 NAM 还能够优化鼻部形态。经过 NAM 治疗的双侧唇裂患者只需要采用常规技术进行一期鼻畸形的矫正，避免了 Tajima 反 U 形切口在鼻翼缘处的瘢痕。

经过 NAM 治疗的患者其手术操作难度会有所降低。以下描述的手术方法只适用于未经过 NAM 治疗的患者。

2）标志点与切口设计

唇弓点的确定（图 83）：首先在前唇的白唇嵴确定中线点（点1），沿白唇嵴向两侧距点 1 分别 2.5mm 的位置确定两点（点 2 和点 2′），这两点决定了人中嵴的高度和宽度。测量前唇人中嵴的高度，通过这个垂直距离来决定侧唇白唇嵴上的标志点（点 5 和点 5′）。定点的方式为以鼻翼基脚为起点，该垂直距离终点落在侧唇白唇嵴上的位置即为点 5 和点 5′。两侧鼻翼缘设计 Tajima 反 U 形切口线。

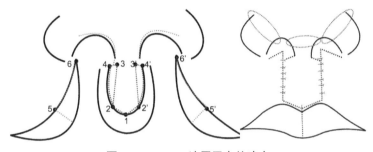

图 83 Cutting 法唇弓点的确定

3）手术操作

沿前唇切口线切开前唇瓣，自黏膜骨膜下剥离。按 Tajima 反 U 形口切开，使用组织分离剪以 Tajima 切口为入路，潜行分离鼻翼软骨，两侧潜行分离的隧道要在中线汇合，并注意保护鼻尖穹窿的纤维脂肪组织。然后做贯穿切口，将鼻部和前唇瓣连接成一个整体。细心解剖前唇复合瓣、鼻小柱皮肤、鼻翼内侧脚向上到鼻中隔转角。水平褥式缝合上提，重新固定前唇黏膜，加深前庭沟，修整多余的黏膜。

改良 L- 黏膜瓣的解剖和设计同 Cutting 法单侧唇裂整复。

重建口轮匝肌环，注意要将肌肉的上端固定于前鼻嵴的基部以防止上唇的增长。

向上并向后悬吊前唇瓣，暴露鼻穹窿的下端。使用分离剪从鼻翼软骨的下方向上方两侧直接分离越过鼻尖部软骨部分。钝性分离鼻翼软骨，使鼻翼软骨内侧脚和中间脚与纤维脂肪组织分离，并与 Tajima 反 U 形切口的隧道连通。复位前唇瓣至前唇，标记鼻尖缝合固定的位置，通常是在鼻小柱边缘外侧 3mm 处。长效吸收线贯穿缝合，应用 Ragnell 拉钩保护鼻尖处的纤维脂肪组织。通过水平褥式缝合重新固定分离的鼻翼软骨，延长鼻小柱，关闭 Tajima 切口。

去除前唇瓣预留的侧方组织瓣上皮组织，这些组织瓣被修正后被用于丰满切口线的组织量，在关闭裂隙的时候重建人中嵴。缝合前唇瓣的标记点与侧唇标记点。去除鼻底多余的组织，关闭鼻底。去除两侧下降瓣的多余黏膜组织，注意保护肌肉组织。在中线处缝合红唇黏膜，形成丰满的唇珠。通过长效吸收线贯穿缝合消除鼻腔蹼状结构处的腔隙。每一侧固定两到三针。

4）评议

Cutting 法修复双侧唇裂的方法非常重视对鼻畸形的矫正，操作比较彻底，包括将前唇瓣掀起，显露鼻翼软骨穹窿，Tajiam 切口使鼻翼软骨顶相对缝合固定等。但这种操作方法破坏了鼻唇角的形态，重建的鼻唇角呈外突的样子，较适合西方人群而与中国或东方人群的鼻唇角较锐，鼻小柱基部较凹陷特点有较大差异。因此笔者在操作中，一般不将前唇瓣掀起翻过前鼻嵴，只向鼻尖方向将前唇瓣分离到前鼻嵴即可。另外，Cutting 法设计的前唇下端的"飞鸟形"切口，依然很难保证缝合不受侧唇牵拉而至唇弓形态变得比较平直。

20. Mulliken 法整复双侧唇裂中应用前唇两侧皮下瓣的设计具有显著的特点

（1） Mulliken 法单侧唇裂整复与评议

Mulliken 法单侧唇裂整复模式包括：单侧完全性唇裂伴单侧完全性腭裂。

1 月龄时，开始 Latham 矫治。3 ～ 4 月龄时，完成唇粘连术。6 月龄时，完成唇裂整复术；单侧完全性唇裂伴或不伴牙槽突裂。1 月龄时，完成唇粘连术。6 月龄时，完成唇裂整复术。

1）唇粘连术 Mulliken 法介绍

在非裂隙侧的裂隙缘黏膜做长 6 ～ 8mm 的切口（图 84），切口位于皮肤与上唇交界近处唇黏膜一侧 1 ～ 2mm，注意避开唇峰点。在裂隙侧相应位置做类似切口，并向鼻前庭梨状孔及牙槽嵴延伸。切开黏膜，在黏膜下解剖暴露口轮匝肌，注意显露肌肉即可，不要过分解剖口轮匝肌。在骨膜上解剖松解裂隙侧上唇，使两侧上唇能够无张力下靠拢，可以将切口向牙槽嵴延伸以增加侧唇的移动性。用组织剪沿鼻翼内外侧脚进入鼻穹窿，在鼻翼软骨表面进行潜行分离，使鼻翼能够塑形为较对称的椭圆形。

分层缝合黏膜层、肌肉层以及皮肤层。对于鼻翼塌陷明显的患者，可以在裂隙侧鼻背皮肤做微小切口，将裂隙侧鼻翼软骨悬吊于鼻背软骨。

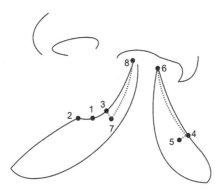

图84 唇粘连术Mulliken法

2）单侧唇裂整复术 Mulliken 法介绍

定点：旋转切口设计为弧度较大的曲线，向鼻小柱基底延伸，旋转切口的形状、长度无需与对侧的人中嵴匹配。在裂隙侧红唇形成三角瓣，以增加唇珠的干性红唇组织（图85）。

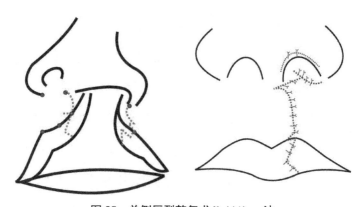

图85 单侧唇裂整复术Mulliken法

解剖：裂隙侧前庭切口沿黏膜-皮肤交界向鼻翼-梨状孔连接处延伸，非裂隙侧鼻中隔切口向前庭延伸。用剪刀松解鼻翼软骨内侧脚以及鼻翼软骨与皮肤间的附着。覆盖在软骨外侧脚的皮肤、黏膜不需上提。

将 C-唇瓣牵拉开，切开覆盖在中隔软骨前尾部的黏骨膜，松解错位的中隔软骨，将其复位固定于前鼻嵴裂隙一侧的骨膜。

在鼻小柱基底靠近旋转切口的顶端做皮肤的减张小切口，切口与 Millard 法的回切切口呈 90°，以松解皮肤张力，使得鼻孔上提的同时，非裂隙侧上唇能够向下移动。但这个皮肤小切口并不足以使非裂隙侧的裂隙缘唇峰点下降。

缝合：C-唇瓣并不旋转填入鼻小柱下方减张切口形成的间隙中，而是将其后退，与松解的鼻小柱边缘及中隔黏膜缝合，形成新的鼻小柱基底和非裂隙侧鼻坎。

关闭前庭时，将鼻翼瓣向内侧旋转推进，缝合口轮匝肌以后再修整鼻翼瓣和 C-唇瓣。在系带处做减张切口，形成容纳侧唇黏膜插入的间隙。这种黏膜的交叉缝合与皮肤的交叉缝合类似，可以松解非裂隙侧红唇组织，形成微微上翘的唇形，并且延长非裂隙侧的口腔前庭深度。

在裂隙两侧皮肤、黏膜与肌肉之间解剖口轮匝肌，将肌肉的边缘相对，采用垂直褥式法，自下而上的缝合肌肉，使肌肉端相对并外翻以形成隆起的嵴。特别要注意将上份的肌肉拉紧缝合，以形成略上翘的唇形，避免下鼻坎塌陷。最后一针要将裂隙侧口轮匝肌上缘透过骨膜固定于前鼻嵴。为了将鼻翼基脚在垂直向和水平向恢复至正常位置，需要进行适当的鼻内旋转。鼻翼瓣的尖端做适当修整，与 C- 唇瓣进行边-端缝合，形成鼻坎。将鼻翼基脚较深的皮下组织缝合固定于深面的肌肉以形成下陷的裂隙侧鼻坎。

在裂隙侧鼻翼缘皮肤做新月形切口，暴露塌陷的鼻翼软骨，做软骨与皮肤间的解剖松解，直视下将鼻翼软骨固定与鼻背的上外侧软骨。如果双侧的鼻翼软骨类似双侧唇裂鼻畸形那样分离，则可通过皮肤贯穿缝合来矫正。

通常内收鼻翼基脚、上提鼻翼软骨后，会出现鼻前庭黏膜皱褶，可以通过梭形切除软骨边缘的黏膜来消除。缝合梭形切口后，可以上提鼻翼软骨外侧脚并扩大鼻前庭。

在完成口轮匝肌对位缝合以及鼻翼基脚的复位后，开始调整侧唇的垂直高度。首先从红白唇交界处开始缝合，做一个不对偶的 Z 瓣，以形成对称的唇弓。在非裂隙侧的红唇皮肤交界处做一减张切口，使上移的非裂隙侧裂隙缘唇峰点能够下降至与正常侧唇峰同一水平。在裂隙侧白唇做一对应的三角形皮肤瓣，使之能够契合插入非裂隙侧唇峰点下降后形成的缺隙中，同时修整裂隙侧推进瓣的边缘。

在非裂隙侧红唇的干湿唇交界处切开，形成的缺隙由裂隙侧红唇瓣插入修补，这样的设计可以改善唇珠处的红唇组织不足的问题。

在非裂隙侧旋转瓣的上份需要做适当的切除修整，使得缝合后的切口与正常侧的人中嵴对称。人中的缝合自下而上，皮肤内的缝合注意在非裂隙侧较高，裂隙侧较低，以达到突显非裂隙侧皮肤略低平的人中形态。

在整复单侧完全性唇裂时，很少会修整裂隙侧推进瓣的上缘组织，如果需要，可行梭形切除以适应鼻翼基部的位置。上唇与鼻坎的连接部分由外向内关闭，以突显鼻唇沟、鼻翼沟以及人中嵴人中凹。最后对推进瓣的尖端做修整，无张力下插入相应缺隙中。

3）单侧微小型唇裂整复术 Mulliken 法介绍

Mulliken 教授开创性地提出了微小型唇裂下的"极微型唇裂""微型唇裂""小型唇裂"概念，并提出了针对三者的不同手术方案，具有很高的临床指导意义。

极微型唇裂的主要表现：红白唇交界线不连续，但是裂开的裂隙侧唇峰依然位于非裂隙侧唇峰同一水平，可能还伴有红唇黏膜轻微切迹、程度不一的鼻畸形以及人中嵴处的凹陷。

整复方法：在唇峰裂开处做短的垂直菱形切口，切口上端仅延伸至红白唇交界，对其唇峰缝合即可。如果还伴有明显的鼻畸形，需要将裂隙侧鼻翼基部向内侧牵拉固定，口轮匝肌上缘纤维对位缝合，有时还需要上抬裂侧的鼻翼软骨（图 86）。

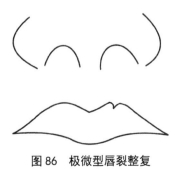

图 86 极微型唇裂整复

微型唇裂主要表现：裂隙侧红唇黏膜不连续，红唇黏膜高于非裂隙侧，但没有超过 3mm，可以伴有上唇皮肤肌性凹陷，鼻翼基脚外展、鼻翼塌陷、鼻小柱偏斜等畸形。

整复方法：Mulliken 设计了一种基于旋转推进原则的微型唇裂整复技术，改进技术包括红白唇交界处以及干湿唇交界处的两个单臂 Z 成行，实际上这就是两个小的旋转推进技术，同时再辅以口轮匝肌外翻缝合、真皮移植、内侧复位鼻翼基部、上提鼻翼软骨等技术（图 87）。

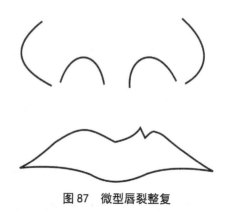

图 87　微型唇裂整复

唇部定点：对比非裂侧唇峰点与裂侧裂隙内外侧唇峰点，鼻小柱基部点到两侧唇峰点距离之差就是微型唇裂患者裂隙侧唇峰点需要下降至正常高度的距离。确定这个新的裂侧唇峰点，首先从非裂侧唇峰点向裂隙侧画一条水平线，用卡尺确定鼻小柱基部点到非裂侧唇峰点的距离，以此为半径，以鼻小柱基部点为圆心向裂侧画一段弧线，弧线在裂侧与通过非裂侧水平线的交点即为理想裂侧唇峰点。同时另外三个点形成一个等腰三角形：

鼻小柱基部点、非裂侧唇峰点、裂隙内侧唇峰点。在裂隙外侧唇上做一小三角瓣，三角瓣的底点为裂隙外侧唇峰点，三角瓣的底边长为裂隙内侧唇峰点下降到理想唇峰点所需要到距离，然后在裂隙内侧红白唇交界线处标记减张切口线，其长度等于外侧三角瓣的高。从外侧唇峰点垂直向下到达与内侧相对发育不足的红唇高度等高处，再设计一个红唇三角瓣来增加裂隙内侧发育不足的红唇，干湿唇交界处的减张切口长度同样要等于外侧三角瓣的高度。

通过牵拉上唇可以发现缺乏毛发的裂隙上缘的皮肤，切口设计略微向上延展，以切除这种异常的皮肤，同时也避免形成"猫耳朵"。切口上缘一般位于上唇 1/3 ～ 1/2 处。

鼻部定点：测量鼻小柱基部点到两侧鼻翼基部点的距离。如果裂侧鼻翼基部点仅有小于 2mm 的轻微外移，可以通过鼻坎处的小梭形皮肤切口来矫正，同时收紧皮下肌肉；如果鼻翼基部外展大于 2mm，特别还伴有鼻翼基部下旋移位的患者，则需要"V-Y"推进来矫正。

解剖：按照设计的切口线切开皮肤、红唇及黏膜直达口轮匝肌浅面，然后自下而上尽可能潜行解剖口轮匝肌，最上缘肌肉可通过鼻坎内切口完成。如果存在人中嵴外侧的凹沟，还需制备网状真皮层下的移植隧道。鼻部解剖通过鼻坎切口进入，向上潜行分离经鼻小柱中部鼻翼软骨内侧脚之间到达鼻尖处塌陷的鼻翼软骨膝部上方，恢复塌陷的鼻翼软骨成弓形，鼻小柱内的鼻翼软骨内侧脚也轻微上抬。最后将口轮匝肌从其后方的口腔黏膜上剥离下来，沿裂侧人中嵴线自下而上矢状切开口轮匝肌。

将口轮匝肌断端边缘向上对位外翻垂直褥式缝合，向下牵拉缝合部位，帮助暴露和对位口轮匝肌外周部。通过鼻坎处切口更容易缝合最上缘肌肉，收紧外展的鼻翼基部，如需要还可以将外侧肌肉固定在前鼻嵴骨膜上。

切取皮条用于肌性嵴的扩展，移植物在完整的唇下打孔并固定在白唇嵴周围上缘及边缘之间。

如果存在裂侧鼻翼基部外展，应该将皮下组织向内侧牵拉，缝合固定在肌肉上，避免微笑时鼻翼基部向外侧移动。

切开裂隙内侧红白唇交界处，下降裂侧唇峰点到非裂侧唇峰点水平，推进裂隙外侧白唇嵴小三角瓣，插入内侧旋转缺隙内，行皮下和皮内缝合固定。同样的操作，切开裂隙内侧干湿唇交界线，推进裂隙外侧小三角瓣。

为了尽可能减少术后复发导致的鼻孔对称性下降，应该在鼻缘皮肤切开，解剖复位轻微塌陷的鼻翼软骨，使鼻翼软骨膝部能上抬，最后经鼻翼穹窿特别是裂侧上下鼻翼软骨之间的缝合，做一定的过矫正。

小型唇裂主要表现：红唇黏膜切迹上升到非裂隙侧唇峰点水平 3mm 以上，裂隙侧上唇皮肤肌性凹陷到达鼻坎内，以及明显的鼻畸形如裂隙侧鼻小柱短、鼻翼膝部异常、鼻翼基部移位等。

整复方法：小型唇裂运用旋转推进的原则，但相较单侧完全性唇裂，其技术操作相对保守一些。旋转切口较短，仅延伸至鼻小柱基部，C- 唇瓣设计在相对正常的内侧鼻坎上，轻微上提，延长裂隙侧鼻小柱，通常不需要在裂隙侧鼻翼基部做弧形切口，将裂隙侧白唇嵴上的小三角瓣插入非裂隙侧红白唇交界处的减张切口内。对于下垂外展的鼻翼软骨，采用鼻缘的小弧形切口进入，松解鼻翼软骨，固定于对侧鼻翼软骨的膝部以及同侧上外侧软骨上。裂隙侧鼻翼基部须复位到与非裂隙侧对称的位置，并且固定于下方的肌肉上（图88）。

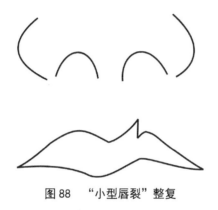

图88　"小型唇裂"整复

4）评议

　　Mulliken在单侧唇裂整复方面特别强调对唇粘连术的应用，并将裂隙侧鼻翼基部也进行了封闭，以此为唇裂修复术提供更好的矫正鼻畸形的条件。在对旋转推进法的应用上，结合了多种小三角瓣的设计，以使裂隙缘唇峰的下降更易于调控，但也增加了初学者掌握此法的难度。对红唇裂情况的详细分类是Mulliken的一大特色，虽然他的分类方法在理论上更加合理，但笔者以为尽可能减少或改变常规唇裂修复手术的切口设计与操作，才可能有望从根本上保持红唇裂的修复特色及完善效果。

（2）Mulliken 法双侧唇裂整复与评议

1）定点

标记出鼻小柱和前唇连接处的中点，在人中瓣的基部标记出 2mm 的宽度，人中瓣的长度设计为 6 ～ 7mm，唇峰连线的距离为 3.5 ～ 4mm，人中瓣的两边略显弧形。在人中瓣的两侧，各画出一个小的矩形区域，这个区域去除上皮后缝合，用来增进人中嵴的形态（图 89）。鼻小柱基部的组织瓣要一直切到前唇黏膜交界处。

侧唇的唇峰点位置，应确定在有明显的白唇嵴处便于重建唇弓，并有足够的唇红组织便于重建唇珠的位置。鼻翼基部组织瓣的定点向其与侧唇连接处以内稍作延伸，近中切口沿前庭处的皮肤黏膜交界线延伸（图 89）。

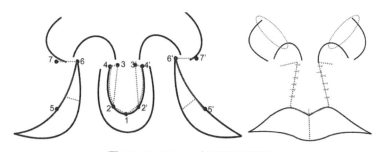

图 89　Mulliken 法双侧唇裂整复

2）手术操作

解剖：沿画线切开，人中两侧矩形瓣去除上皮，切除多余的前唇皮肤。人中组织瓣在前颌骨表面掀起并一直解剖到前鼻嵴。

侧唇瓣与鼻翼基部分离，鼻翼基部组织瓣与梨状孔边缘也解除附着。在口轮匝肌层下缘切开唇白线-唇红-黏膜瓣，一直切到侧唇唇缝点。用双钩钩起肌肉束并用无名指在眶下缘做保护，在上颌骨骨膜上的层次对侧唇进行广泛的游离。口轮匝肌也在真皮和黏膜下层之间进行解剖。

用组织剪通过两侧鼻翼缘的切口进行解剖，暴露出扁平塌陷的鼻翼软骨，去除鼻翼穹窿之间的脂肪组织。

缝合：在下鼻甲下方翻起侧方的黏膜瓣，同时在前颌骨基部也翻起近中黏膜瓣，以此来重建鼻底。然后将鼻翼基部组织瓣向近中推进，与重建后的鼻底缝合。

在前颌骨和两侧上颌骨骨段做镜像对称的龈黏膜和骨膜的垂直切口，关闭牙槽突裂（龈骨膜成形术）。切除多余的红唇黏膜，余下的尽可能缝合在前颌骨较高的位置。

在前庭切口的近中做回切将侧唇瓣向近中推进。在关闭颊部前庭沟时必须强调侧唇瓣的推进，否则无法重建肌肉层。侧唇瓣的唇红组织用来形成正中前庭沟的前壁。由下往上缝合口轮匝肌，最上一针将周围的肌肉和鼻肌悬吊于前鼻嵴的骨膜上。

侧唇的唇红-黏膜瓣经过修整后用来形成唇珠，这个组织瓣常常会保留过多而在中线形成一个沟槽。逐步缝合唇珠正中的嵴至其内侧。

对人中瓣进行缝合前，先处理鼻畸形。两侧鼻翼软骨的近中膝部用 PDS 线褥式缝合固定，外侧膝部也抬高贴近上外侧软骨并缝合固定。

在鼻小柱基部两侧制备用于延长鼻小柱的组织瓣，长约 3mm。向近中推进鼻翼基部瓣，以边对端的方式与 C-唇瓣缝合。

修整瓣尖，关闭鼻底。鼻翼之间的距离通过贯穿于两侧鼻翼基部的缝合可以明显缩窄，通过此缝合将两侧鼻翼基部的距离收拢在25mm之内。为保证鼻翼基部位置，需要在口轮匝肌上缘与上颌骨骨膜之间做褥式缝合，以便形成正常的鼻底结构，模拟鼻翼降肌的作用，防止鼻翼在微笑时上抬，并防止术后鼻翼基部变宽。

为模拟人中凹，可以在人中瓣的真皮层与肌肉层之间缝合一针，将人中瓣的尖端与唇白嵴正中的凹陷缝合。侧唇瓣的近中边缘不需修整，直接与人中瓣在无张力情况下缝合。侧唇瓣的上缘需要修整以适应鼻翼基部的弧线形态。侧唇瓣与人中瓣缝合后，将模拟形成两侧人中嵴形态。

鼻翼软骨复位后，在软组织三角会有明显多余的皮肤，可以在鼻翼前缘做新月形切口直接将其切除，这个切口还可以沿着鼻小柱延伸少许。这不仅将鼻尖缩窄，而且会突显鼻小柱与鼻翼连接处的形态，延长上半部鼻孔，同时缩窄鼻小柱。

两侧鼻穹窿聚拢之后，鼻翼软骨的外侧脚向鼻前庭突出，使鼻前庭的蹼状结构更加明显，可以在鼻前庭内做一梭形切口将其切除。

切取一块1.5mm厚、弯曲的可吸收夹板，放置于鼻翼软骨表面，然后关闭鼻翼缘切口。

3）评议

本法的最大特点在于对双侧唇裂患儿鼻小柱的一期延长，但延长的方法主要是通过对鼻翼软骨与鼻上位软骨的固位实现对两侧鼻翼缘和穹窿的重建，使鼻小柱的形态得以恢复。Mulliken的操作极为精细，可能极少有人能够掌握这样的技巧。另外，对鼻小柱基部在延长鼻小柱的作用方面，尚未提出有建设性的办法。笔者体会，Mulliken 首创保留前唇两侧皮下组织瓣的设计，对促进上唇伤口的愈合有极好的帮助，因此笔者在自行设计的双侧唇裂唇弓重建中也沿用了这一设计。

21. 采用 Millard 旋转推进改进术式与下三角瓣的联合应用，下降唇峰且不回切，成为 Sommerlad 法的主要特点

（1）Sommerlad 法单侧唇裂整复与评议

1）Sommerlad 法修复单侧唇裂的技术要点

采用 Millard 旋转推进改进术式；设计非裂隙侧唇峰至鼻小柱基部的弧形线段长度等于正常侧唇高；设计裂隙侧唇峰至鼻翼基部的弧形线段长度等于非裂隙侧弧形线段长度；裂隙侧鼻翼基部做切口以便非裂隙侧三角瓣插入封闭鼻底；红唇设计对偶三角瓣修复唇珠；在犁骨瓣和宽侧腭黏膜瓣转折处做切口松解犁骨瓣封闭硬腭前份。

2）定点

确定非裂隙侧唇峰点（点 2）、人中切迹点（点 1）、裂隙缘上的非裂隙侧唇峰点（点 3），保证点 1-2 与点 1-3 距离相等；设计非裂隙侧唇峰至鼻小柱基部的弧形线段长度等于正常侧唇高，确定横切口末端点（点 5），且点 5 尽量不超过非裂隙侧人中嵴；设计裂隙侧唇峰至鼻翼基部的弧形线段长度等于非裂隙侧弧形线

段长度，确定裂隙侧唇峰点（点4），裂隙缘裂隙侧鼻翼基部侧点（点6）。在裂隙侧红唇上设计干黏膜的三角形黏膜瓣，然后在非裂隙侧红唇干湿黏膜交界线作对偶切口，将裂隙侧红唇三角瓣插入后缝合（图90）。

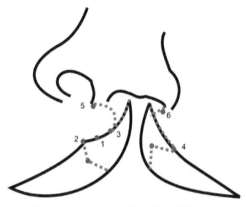

图90　Sommerlad法修复单侧唇裂定点

3）手术操作

定点：全身麻醉后，如上所述设计定点。术区局部注射含有1：200000肾上腺素的利多卡因。

红唇缘切口：先在非裂隙侧红唇缘上设计夹角为90°的三角形黏膜瓣，切口长度1～2mm，可以辅助下降唇峰，同时打断直行瘢痕，防止过度收缩。

裂隙侧解剖：自唇峰点，沿裂隙缘红、白唇交界切开组织，红唇上设计三角瓣辅助下降唇峰和防止直线瘢痕挛缩。非裂隙侧的犁骨瓣切口一直延伸到前庭沟，裂隙侧的切口在红白唇交界内侧15mm距离的口内黏膜上，注意不要伤及牙胚。

肌肉解剖：口轮匝肌的解剖是非常重要的步骤。选择 15 号刀片，先在双侧皮肤和口轮匝肌之间进行分离，然后分离黏膜和口轮匝肌，只留菲薄的透明黏膜层在口腔侧。精细解剖后，使其自如旋转下降。

前鼻孔成形：行裂隙侧鼻翼软骨与皮肤间的广泛潜行分离。在鼻翼基部，应切开骨膜并深达骨面，用骨膜剥离器沿此切口进入，剥离裂隙侧鼻翼基部的骨膜直到梨状孔，使裂隙侧鼻翼可以自由移动。解剖松解裂隙侧鼻翼软骨内侧脚，将裂隙侧鼻翼基部摆在和对侧对称的位置上。利用 21 号针头引导，穿过裂隙侧鼻翼沟和鼻翼缘内侧，然后 5-0PDS 缝线贯穿缝合，上提和收紧患侧鼻翼。

关闭伤口：牙槽前份的关闭靠裂隙侧鼻翼基部瓣以及犁骨瓣来完成，但鼻翼基部瓣的应用不能影响患侧鼻翼的整体移动。关闭鼻底后，采用 4-0 或 5-0 非吸收线将裂隙侧鼻翼基部和偏曲鼻小柱缝合到对称的位置上，同时注意防止鼻孔过小。然后通过对偶三角瓣精确关闭唇部黏膜，要注意唇黏膜的长度和位置，防止过紧。采用 5-0 缝线将两侧肌肉精细对位缝合，患侧的肌肉可以略高于健侧，有利于患侧人中嵴重建。最后将皮肤按预设采用 8-0 尼龙缝线精细缝合。

4）评议

Sommerlad 法整复单侧唇裂技术主要是对 Millard 旋转推进术进行了改良应用。主要设计遵循了 Millard 旋转推进术的原则，但 C- 唇瓣略小，主要用来封闭鼻底，而且并不广泛采用回切，除了旋转和推进瓣外，在裂隙侧侧唇峰低位通常设计一个小的三角瓣来避免直行瘢痕。显然 Sommerlad 的唇裂修复方法不像他的腭裂修复方法那样具有鲜明的特色，但通过娴熟的技术操作也可以获得较好的手术效果（图 91）。

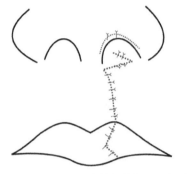

图 91　Sommerlad 法整复单侧唇裂技术

（2）Sommerlad 法双侧唇裂整复与评议

1）Sommerlad 法修复双侧唇裂的技术要点包括：采用 Mulliken-Millard 改进术式；设计裂隙两侧红唇修复唇珠；前唇设计小的 C- 唇瓣封闭鼻底；两侧鼻翼基部做切口以便推进和初期鼻整形；利用犁骨瓣和双侧唇黏膜瓣封闭硬腭前份和鼻底。

2）定点：前唇的手术设计，一般情况下将前唇缘宽度设计在 5mm 左右，在前唇最下端红唇皮肤交界定点 1，点 1-2 与点 1-2′ 距离相等，点 1-2 与点 1-2′ 距离之和为 4 ～ 5mm，点 2-3 与点 2′-3′ 距离相等，点 3-3′ 的宽度略小于点 2-2′ 的距离。在点 3 和点 3′ 的外侧，即前唇皮肤与红唇的交界处分别定点 4 和点 4′，沿点 2-1-2′、点 3-2、点 3′-2′、点 3-4、点 3′-4′ 连线，人中瓣的切口可以略微有些弧度。侧唇的手术设计，确定重建的唇峰点，选择在侧唇的红唇较厚处，唇弓缘处的白唇嵴上，确定人中切迹点，即点 5 与点 5′（图 92）。

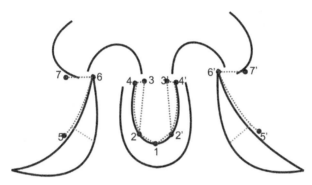

图 92　Sommerlad 法修复双侧唇裂定点

3）手术操作

定点：全身麻醉后，如上所述设计定点，术区局部注射含有 1∶200000 肾上腺素的利多卡因。

前唇切口：用 15 号圆刀片沿红白唇交界切开皮肤，保持约 5mm 的宽度。用单钩提起点 1 深面皮下组织，在红唇黏膜浅面解剖，直至鼻小柱基部，形成以鼻小柱为蒂的前唇皮瓣。鼻小柱的基部保留水平 C- 唇瓣，以封闭鼻底，注意 C- 唇瓣的厚度不易太薄，同时注意不要伤及前唇的血供。

裂隙侧解剖：在唇峰的上份，沿裂隙缘红白唇交界切开组织，翻转黏膜，结合犁骨瓣封闭鼻底，但在唇峰部分注意保留唇弓白唇嵴，于前庭沟处将上颌骨骨面分离，使侧唇可以向中线移动。

肌肉解剖：用弯刀片仔细完整的解剖两侧唇肌肉，包括鼻翼基部的部分，使两侧口轮匝肌可以自如对缝。同时根据裂隙的宽度来修整两侧皮肤组织，其中要注意鼻翼基脚的松解和游离。

前鼻孔成形：行裂隙侧鼻翼软骨与皮肤间的广泛潜行分离。在鼻翼基部，应切开骨膜并深达骨面，用骨膜剥离器沿此切口进入，剥离裂隙侧鼻翼基部的骨膜直到梨状孔，使裂隙侧鼻翼可以自由移动。解剖松解裂隙侧鼻翼软骨内侧脚，将两侧鼻翼基部收紧并调整在最对称的位置上，并将前唇小 C- 唇瓣和鼻翼基部进行对位缝合。利用 21 号针头引导，穿过裂隙侧鼻翼沟和鼻翼缘内侧，然后 5-0 的 PDS 缝线贯穿缝合，上提和收紧鼻翼。

关闭伤口：牙槽前份的关闭靠裂隙侧鼻翼基部瓣以及犁骨瓣来完成，但鼻翼基部瓣的应用不能影响鼻翼的整体移动。关闭鼻底后，采用 4-0 或 5-0 非吸收线将两侧鼻翼基部缝合到对称的位置上，同时注意防止鼻孔过小。然后关闭唇黏膜，要确保两侧唇黏膜同样的长度，并注意唇黏膜位置，防止过紧。采用 5-0 缝线将两侧肌肉精细对位缝合，有别于单侧唇裂的褥式缝合，只需要将两侧口轮匝肌对位缝合就好，一般缝合顺序是自下而上，术中随时调整口轮匝肌的方位。最后将皮肤按预设采用 8-0 尼龙缝线精细缝合，术中注意皮下对位缝合，从而保证无张力对位缝合。

4）评议

Sommerlad 法整复双侧唇裂技术是对 Mulliken-Millard 法进行了改良而成。主要设计遵循了 Mulliken 的设计原则，但 C- 唇瓣略小，主要用来封闭鼻底。除了旋转和推进瓣外，通常为保护唇弓缘处的白唇嵴，将唇峰点和切口略高于白唇嵴进行重建，利用瘢痕模拟白唇嵴。该法利用了侧唇边缘的皮下组织瓣，但并没有像 Mulliken 那样对鼻做比较彻底的解剖重建（图 93）。

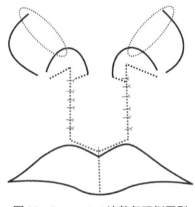

图 93　Sommerlad 法整复双侧唇裂

22. Fisher 法将侧唇三角瓣设计得较 Tennison 法更小

Fisher 法的特点是：强调将上唇裂隙两侧解剖亚单位准确复位；恢复正面观时鼻翼下缘和鼻翼基部对称性；人中嵴的重建应尽可能呈现自然形态，避免利用瘢痕模拟。

1）定点设计。非裂隙侧定点。将唇高设定为鼻小柱和鼻翼基部内侧基点之间的距离（点 16、点 19），因为此处解剖标志不明显，所以难于具体描述，但原则上是单侧完全性唇裂的点 16、点 19 应靠近裂隙边缘，而单侧不全性唇裂，点 16、点 19 应靠近鼻小柱和鼻翼基部内侧点。沿红白唇交界非裂隙侧唇弓缘人中切迹定点 4 和患侧唇峰定点 5，然后在非裂隙侧唇弓弧形和直行线段交汇处定点 6 以重建唇峰，裂隙侧的唇峰点定点设计与 Noordhoof 的方法一致，位于红白唇交界的最凸点。点 8 设定于点 6 的内侧白唇弧形转折处，点 8 与点 3（鼻小柱基部点）的连线也是预设重建裂隙侧人中嵴的位置。根据畸形的特点与唇峰下降的需要可以从点 8 设计 1 ～ 1.5mm 的内切，最大不能超过2mm，内切点设定为点 9（图 94）。

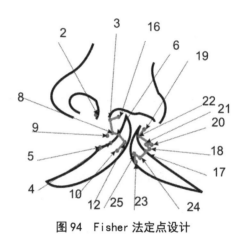

图 94　Fisher 法定点设计

裂隙侧定点（图 94、图 95）：裂隙侧的唇峰点定点设计与Noordhoof 法一致，位于红白唇交界的最凸点，裂隙侧人中嵴最低处，设为点 17，同时要兼顾黏膜的高度。点 17 内侧，人中嵴的方向、白唇弧形转折处预设点 18、点 17-18 与点 6-8 的距离相等。在点 18 与点 19 之间需要根据人中嵴的形态设计三个高度包括最大唇高、次要唇高和调整高度（第三唇高），以便与非裂隙侧进行匹配。一般自鼻翼基部鼻坎点 19 处向裂隙缘做等长于点

3-16 的距离，设为定点 22。根据裂隙的严重程度设计最大唇高长度，预设等于点 3-8 的距离，裂隙越宽预设最大唇高与面垂线角度越大，最低处设定为点 20。然后根据健侧点 9 是否做回切的情况，设为定点 21。

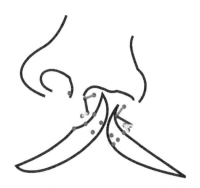

图 95　Fisher 法定点关于不同裂隙类型唇峰下降的设计

红唇定点设计：由于非裂隙侧红唇不足，点 6 垂直干湿唇交界处设计点 12，点 12 沿干湿唇交界线预设切口至人中切迹点下方设定为点 10，裂隙侧点 17 垂直于干湿唇交界处设计为点 24。预设红唇湿性黏膜三角瓣插入非裂隙红唇的侧切口从而修复和丰满红唇和唇珠。

2）手术操作

定点：全身麻醉后，如上所述设计定点，术区局部注射含有 1∶200000 肾上腺素的利多卡因。

切口：先从非裂隙侧入手，开始先期做皮肤切口，只需要沿红白唇交界切开，将口轮匝肌从皮肤和黏膜脱套解剖，同时从前鼻嵴和梨状孔边缘彻底松解，口轮匝肌与皮肤之间要留有 1mm

的深度。

下降唇峰：根据畸形的特点，先将偏曲鼻小柱基部摆正，然后尝试下降非裂隙唇峰。根据唇峰高度和预设设计决定是否做皮肤切口，如果仍然下降不足，可以选择做回切切口。所有的皮肤和黏膜切口都不能损伤肌肉。

鼻中隔偏曲矫正：将口轮匝肌从鼻小柱基部前颌骨彻底松解后，可以清晰找到前鼻嵴的位置，解剖和松解骨膜后可以矢状方向摆正鼻中隔软骨并重新固定。

裂隙侧解剖：和非裂隙侧相比，裂隙侧的解剖需要更广泛和彻底，一般要到鼻翼基部和颌骨梨状孔边缘，以便于充分松解和游离口轮匝肌，同时可以自由调整鼻翼。对于两侧前颌落差不大的畸形无需特殊调整鼻翼，而对于前颌落差明显，则需要旋转患侧瓣推进来封闭鼻底重建鼻翼或者调整非裂隙侧鼻底外侧瓣与旋转瓣共同封闭。鼻小柱基部和裂隙侧鼻翼基部可进行拉拢缝合但不宜过紧，从而使鼻翼和鼻小柱处于恰当的水平位置。

前鼻孔调整：鼻底关闭后，自裂隙侧前庭入路，用血管钳分离和摆正上外侧软骨，然后将下外侧软骨与上外侧软骨下缘进行一到两针的固定，从而纠正下外侧软骨的位置，术区要避免死腔。

缝合：5-0、6-0 的铬肠线一般用来缝合黏膜，4-0 的 PDS 线用于鼻底的缝合，5-0 单股微桥吸收缝线用于缝合肌肉、鼻内固定缝合、转瓣缝合，7-0 的美容线缝合皮肤，7-0 微桥缝线用于红唇黏膜，一般应保证无张力缝合。

3）评议

重建对称的前鼻孔形态是 Fisher 技术重要的关注点，通过旋转推进患侧鼻翼基部重置于对侧对称的位置是 Fisher 技术的首要考虑因素。

旋转推进裂隙侧的唇峰是重建唇弓的关键步骤，但往往伴发唇峰下降困难、裂隙侧唇弓垂直高度不足的问题。Fisher 技术通过两种途径巧妙地解决了这些问题：一是调整非裂隙侧两条人中嵴切口线点 3-8 与点 6-8 的角度，角度越小，唇峰下降越充分。二是调整经唇峰人中嵴切口线的长度，长度越长，唇峰下降越容易。注意一般要先做经裂隙侧唇峰人中嵴切口和水平横切以便降低唇峰，然后根据非裂隙侧的情况调整裂隙侧。在调整裂隙侧唇峰高度时，巧妙利用点 18 与点 19 之间根据人中嵴的形态设计的三个高度包括最大唇高、次要唇高和调整高度（第三唇高）。

（制图：李承浩）

唇裂术后继发畸形整复方法的分类

在先天性唇裂的整复中，因其固有的原因以及医疗技术的限制，使其术后仍然有很大比例的患者需要再次整复。尽管初期手术方法在不断改进，初期整复效果较过去已不可同日而语，但患者追求正常人形态与功能的需求也在与日俱增，因此二期整复的难度一点也没有较前降低，反而更加迫切地需要研究和发展。

众所周知，二期鼻唇继发畸形整复的难度难以一概而论，方法也因人而异。为此，既往很多学者都设想对唇裂术后继发畸形能有一个科学客观的分类或手术方法划分，以此规范和推进二期整复水平。

在学习和应用现有国内外学者有关唇裂术后继发鼻唇畸形二期整复方法分类的过程中，结合笔者科室多年的临床实践，以及初期整复方法的临床研究经验，提出了一种新的唇裂术后鼻唇继发畸形整复方法分类的设想，现介绍如下。

23. 唇裂术后继发畸形整复分类方法仍存在不足

（1）分类的意义

在整复和矫正原发畸形的过程中，由于受整复方法和技术以及个体生长发育因素的影响，经过初期整复后的鼻唇继发畸形呈现出较原发畸形更加多样性和不规律的特点，随之而来的整复方法更加灵活和易变，也更加缺乏一致性，整复难度范畴较初期整复更加宽泛而难以界定。因此，发现继发畸形的本质，总结整复方法中带有规律的东西，将其整合，由繁到简，逐步实现规范唇裂术后继发畸形二期整复方法的目的。

（2）目前分类方法的不足

为了实现对鼻唇继发畸形方法上的分类，学者们大致采取了如下途径。即先参照先天性唇裂的分类方法，根据畸形表现将其分为若干种，然后根据每种畸形设计相应的整复术式。尽管这种思路的出发点是合理的，但在临床实际应用中，却发现患者继发鼻唇畸形经常是多器官畸形，而非单器官畸形。各器官畸形的表现又不完全一致，如此一来，形成的排列组合很难像原发畸形那样，用有限的几个类型和方法所能概括。此外，目前的整复方法绝大多数是针对单一畸形表现而设计的，因此对应用的影响也难以掌控。

（3）对分类方法的思考

通过各种分类方法的应用体会，笔者认为要达到大而全的鼻唇继发畸形分类方法的目标，确实很难立刻实现。但如若能做到对畸形的解剖部位、整复技术统筹建立数字化的分类模型，引导临床医师用一个统一的模型去认识和解决鼻唇二期整复中的问题，就有望向鼻唇继发畸形二期整复规范化的目标迈出坚实的步伐。

目前针对各鼻唇畸形及解剖亚单位的方法与技术不可谓不多，如何选择和应用这些方法和技术，需要在分类中进行引导。但这些技术的选择可能仍保留因人而异的特点，可以为阶段性的术后效果评价与总结，以及不同单位间的比较和评价奠定科学基础。

同时，笔者还希望新的分类方法是一个开放的分类方法模型，允许术者继续补充和完善，从而能将整体工作向前推进。

24. 为使唇裂术后继发鼻唇畸形与整复方法相对应，应建立新的分类模式

（1）鼻唇畸形器官的命名

本分类模型将鼻唇器官划分为 4 个亚单位进行记录，即上唇皮肤、口轮匝肌畸形、鼻畸形和红唇。为了区分单侧唇裂术后继发畸形和双侧唇裂术后继发畸形，上述亚单位单侧均用小写英文字母标记，分别为 s、m、n 和 v；而将双侧用大写英文字母标记为 S、M、N 和 V。

（2）单侧唇裂鼻唇二期整复的分类方法

1）上唇皮肤畸形的矫治：s_0：未行上唇皮肤切口。s_1：在上唇行曲线变直线法切口。s_2：在上唇行旋转下降法切口。s_3：在

上唇行各种 Z 形皮瓣法切口。

2）口轮匝肌畸形的矫治： m_0：未行口轮匝肌解剖。m_1：口轮匝肌脱套，在相当于裂隙侧人中嵴纵向全层离断，将非裂隙侧口轮匝肌瓣旋转下降，裂隙侧口轮匝肌瓣向上或水平缝合至对侧口轮匝肌及前鼻棘。间断外翻或褥式缝合。m_2：行部分口轮匝肌解剖与重建。

3）鼻畸形矫正：n_0：未行鼻畸形矫正。n_1：鼻翼软骨内固定术。n_2：鼻中隔软骨移植重建术。n_3：其他。

4）红唇畸形矫正：v_0：未行红唇矫正。v_1：各种"L"或"Z"成形法。v_2：邻位红唇黏膜瓣法。v_3：黏膜下邻位组织充填法。

如果病例的分类为 $s_1 m_1 n_3 v_1$，手术内容包括上唇皮肤的曲线变直线法切口，口轮匝肌的脱套式解剖，红唇黏膜的 Z 成形术。

（3）双侧唇裂鼻唇二期整复的分类方法：

1）上唇皮肤畸形的矫治： S_0：上唇未行皮肤切口。S_1：上唇行皮肤切口。S_2：皮肤瓣有转移。

2）口轮匝肌畸形的矫治： M_0：未作口轮匝肌解剖。

M_1：口轮匝肌解剖与重建。

3）鼻畸形矫正：N_0：未行鼻畸形矫正。N_1：双侧鼻底旋转法（Cronin 法）。N_2：叉形瓣延长鼻小柱法。N_3：前唇瓣法（如"V-Y"成形）。N_4：其他。

4）红唇畸形矫正：V_0：未行红唇矫正。V_1："Z"字成形法。V_2：前唇双蒂肌瓣法。V_3：滑行瓣法（皮下蒂）。V_4：大石正道

（Oishi）法。V_5：带蒂组织移植。

就规律性而言，唇裂术后继发的鼻唇畸形的整复方法分类较初期整复方法分类的规范性和一致性还有很大差距，这是阻碍唇裂术后继发畸形二期整复效果提高的关键之所在。笔者经过多年观察与实践，提出了上述有关建立唇裂术后继发鼻唇畸形整复方法分类模型的思考，其目的是逐步规范和完善唇裂术后继发鼻唇继发畸形整复的方法。本章只是这个规划的第一步，期望通过如此途径，能够开展深入的系统研究。

隐形切口在唇裂术后继发畸形整复中的设计与应用

　　唇裂初期整复后的继发畸形是一类广泛存在且较初期唇裂畸形更加难于整复的畸形。其原因包括：遗留的原有畸形和组织器官继续不良生长发育等固有因素，落后的手术方法和粗暴的操作等医源性因素以及个体组织对创伤修复的生物学反应差异等。

　　唇裂术后继发畸形的二期整复方法虽较原发畸形的整复方法多，但每种方法所能整复的适应证很有限，术者面对各种纷杂的唇裂术后继发畸形较难选对手术方式。

　　纵观现有的唇裂术后继发畸形二期整复术式设计，均是沿用了一期唇裂整复术的手术设计模式，强调尽可能沿一期手术后遗留的瘢痕做切口入路，整复口轮匝肌的畸形与皮肤畸形等。

　　一期整复手术选择从裂隙缘附近的皮肤做切口，消除裂隙，整复畸形，较为合理；而二期整复时，仍然通过一期切口入路的方式进行矫正畸形，从理论上讲似乎并不妥当，一是因为二期继发畸形患者一般已无像一期畸形患者那样的裂隙存在，二是在原有瘢痕之上所做的切口，虽然可以减少瘢痕的宽度，但对原有瘢痕的反应性增生并无明显的改善效果，且瘢痕切除的直接后果是导致已经变紧的上唇会变得更加紧张，从而失去对上唇自然结构再造的条件。因此，除了有下降唇峰的需要，笔者坚决反对对唇裂继发畸形患者上唇皮肤随意切开，而主张采用隐形切口设计，实现二期整复的目的，达到预期效果。

25. 应用隐形切口设计可以有效保持唇部皮肤的完整性，恢复前唇形态

唇裂整复手术中的隐形切口设计是指在唇裂整复手术中，将切口设计在器官较为隐蔽的部位，避免在器官外露部分设计切口，且不影响整复手术的操作与效果的切口设计思路。

这一切口设计思路虽然是外科固有的切口设计理念，但如何应用在不同器官的外科手术设计中，却十分具有挑战性。在唇裂一期整复中，Cho 最早报道了在微小型唇裂中，通过上唇红唇和前庭黏膜做纵形切口，暴露口轮匝肌，分离并重新定位缝合的手术方法，并命名为口内切开法。国内尹立铮、尹宁北等于 1999年开始将这一切口设计应用于微小型唇裂整复中，并称取得较好手术效果，简称为"内切法"，吸引了广大患者家属的关注。但在随后的临床实践中，笔者发现，仅强调红唇和上唇前庭黏膜切口的"内切法"，虽然形式上很理想，但实际上很难对唇峰有上移畸形的微小型唇裂畸形矫正到位。即使术中通过分离和缝合的

方法矫正到位，术后也极易复发，而导致畸形外观复发。为此笔者建议放弃使用易使人误解的"内切法"称谓，而使用"小切口"或"微小型切口"这一称谓，使其符合实际且更具有科学性。微小型唇裂的裂隙缘唇峰上移是普遍存在的畸形表现，对此畸形的矫正仍需利用现有唇裂手术设计的几何学原理，只是切口设计的形式和长短可以根据畸形特点有所变化，而能使裂隙两侧唇峰旋转下降的机制并未改变。事实证明，违背这些规律的结果是使患者付出更多的痛苦。

实际上，在微小型唇裂整复中，采用笔者提出的"小切口"设计方法（图96），已经可以完整地暴露裂隙侧鼻底口轮匝肌的发育不良之处和前鼻嵴等口轮匝肌重建所必需的重要解剖结构，而不需再切开上唇前庭黏膜。

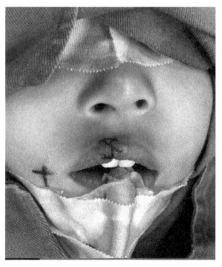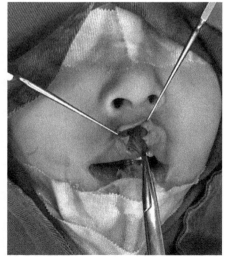

图96　微小型唇裂整复"小切口"设计

受上述唇裂手术切口设计探索的启示，笔者提出在遵循唇裂整复术中唇峰旋转下降的基本几何学原理的基础上，唇裂手术切口设计应尽可能围绕于裂隙缘，尽可能地少波及周围正常组织，进而创建了分别对应单侧微小型唇裂、单侧不完全性唇裂、单侧完全性唇裂和双侧唇裂的华西法1式、2式、3式和4式。"华西法术式"显著地提高了唇裂的整复效果，特别是解决了单侧唇裂整复中一直难于解决的鼻畸形问题以及裂隙侧唇峰难于下降和两侧唇峰口角距不对称的问题，使初期唇裂的整复效果从整体上有了质的飞跃。

26. 唇裂二期整复手术方法中隐形切口的设计

在微小型唇裂初期整复中开展"小切口"方法的经验积累基础上，笔者首次将这一切口设计理念和方法尝试应用于唇裂术后继发鼻唇畸形的整复之中，并命名为"隐形切口"。这是针对目前唇裂术后继发畸形整复中的难点，如上唇横向宽度较紧，人中嵴、人中凹消失，二期术后瘢痕可能仍然明显等情况而提出的设计方法。

隐形切口是将切口设计于鼻唇的隐蔽处或不易形成瘢痕的解剖部位。在仔细观察正常人上唇解剖形态和口轮匝肌重建技术应用的基础上，笔者提出了在不易形成瘢痕的红唇干湿黏膜交界线做切口和在鼻底上唇交界的隐蔽处做皮肤切口设计的理念。这两种隐形切口的设计，均是以横行方向切口为主，切口长度可根据解剖和暴露的范围来确定。

27. 隐形切口设计特别适用于同时矫正前唇和鼻畸形

（1）红唇隐形切口的设计与应用

1）适应证：单侧唇裂术后继发裂隙侧口轮匝肌发育不足或向外下方移位，裂隙侧上唇过长，裂隙侧红唇肥厚，唇峰过高或过低，唇裂术后继发唇珠不显或缺失等。

2）手术操作：切口设计：在单侧唇裂术后继发畸形的切口设计中，沿红唇干湿黏膜交界线用亚甲蓝画出切口线，起于裂隙侧红唇进口角处，止于非裂隙侧唇珠处。如果需要增强唇珠的三维立体效果，同时重塑裂隙侧红唇的形态，则可在裂隙侧红唇干湿黏膜交界线上方 2mm 左右设计蒂在唇珠的红唇黏膜三角瓣。若同时存在裂隙侧唇峰不齐或过高和过短，还可将原瘢痕两侧唇峰的切口线与前述红唇干黏膜上切口线相连（图 97）。

切开与分离：沿红唇干湿黏膜切口线和皮肤切口线切开，分别向上下做黏膜下的锐分离，使裂隙侧口轮匝肌与皮肤和黏膜层脱套。用两个小单钩，在红唇切口两侧牵引，暴露口轮匝肌的鼻底和前鼻嵴的附着端，用眼科小剪刀，由上至下，反之亦可，将裂隙侧口轮匝肌从原缝合处剪断，并在两断端的上方，分别向前鼻嵴和裂隙侧鼻翼基部水平切断口轮匝肌的附着。用单钩将近中线的口轮匝肌瓣从下端向外下牵引，同时用 5-0 的可吸收缝线（或用 3-0 丝线）将裂隙侧口轮匝肌瓣的上端缝合至前鼻嵴表面的结缔组织。如果裂隙侧上唇过长，则将进针点调整至口轮匝肌的中上 1/3 交界处，以缩短裂隙侧口轮匝肌的上唇高度。进而将裂隙侧口轮匝肌侧缘与非裂隙侧口轮匝肌的上端缝合，矫正鼻小柱的位置。从上至下，完成两侧口轮匝肌的缝合。同时，参照笔者在前文中叙述的微小型唇裂上唇皮肤切口设计的方法，保证裂隙两侧唇峰下降至非裂隙侧唇峰的水平。

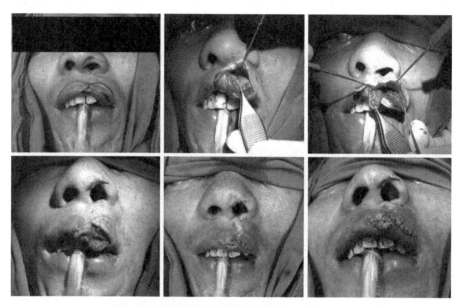

图 97　红唇隐形切口的设计（彩图见彩插 14）

缝合皮肤与黏膜：首先缝合裂隙两侧唇峰点。继而将裂隙侧红唇黏膜三角瓣向中线旋转折叠，用 6-0 的可吸收缝线将各切口对位后缝合。将红唇干湿黏膜切口线下方的黏膜瓣向非裂隙侧旋转移位，调整红唇和唇珠的形态，必要时增加一个小的黏膜 V 形切口，切除多余的红唇湿黏膜。

3）讨论：这一设计是通过红唇干湿黏膜交界处的隐形切口暴露裂隙侧口轮匝肌，避免了在上唇皮肤做切口，对矫正唇峰畸形以及伴红唇畸形的唇裂术后继发畸形较为有效。术后红唇上的瘢痕组织恢复较好而不遗留明显瘢痕。

（2）鼻底隐形切口的设计与应用

1）适应证：单双侧唇裂术后继发上唇畸形包括人中嵴、人中凹不显，单侧唇裂术后裂隙侧口轮匝肌扁平，裂隙侧鼻底过宽，鼻小柱过短，鼻尖扁平伴塌陷，两侧鼻孔、鼻底不对称等。

2）手术操作：切口设计：沿一侧（单侧唇裂）或两侧（双侧唇裂）的上唇鼻底交界处用亚甲蓝画出切口线，切口线应隐藏于鼻栏的后方以及鼻小柱斜坡与上唇的交汇凹陷处，必要时（双侧唇裂）切口可落于鼻小柱与上唇皮肤的交汇沟内。如果同期需矫正双侧唇裂鼻畸形，则需在鼻小柱两侧，膜状中隔上作纵形切口，切口下端与上唇隐形切口相交，上端至鼻穹窿，再从鼻穹窿向两侧鼻翼黏膜皮肤交界处做延伸切口，以便暴露鼻翼软骨。但对单侧唇裂鼻畸形，则仅需将裂隙侧鼻小柱切口设计在裂隙侧鼻小柱皮肤表面，过鼻尖，在裂隙侧鼻翼缘后方弧形止于鼻翼缘中外 1/3（图 98、图 99）。

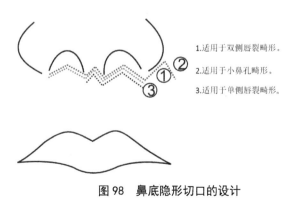

1.适用于双侧唇裂畸形。

2.适用于小鼻孔畸形。

3.适用于单侧唇裂畸形。

图 98　鼻底隐形切口的设计

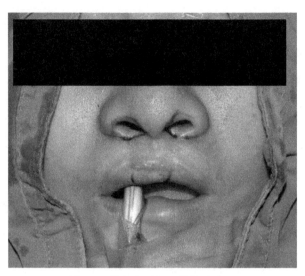

图99 鼻底隐形切口的设计应用

切开与分离：以术后双侧唇裂继发畸形为例。沿画线切开皮肤，潜行分离口轮匝肌与皮肤的附着，依据现有口轮匝肌畸形和欲整复重建的解剖结构（如人中嵴和人中凹不显），将前唇深面的皮下组织及口轮匝肌，从中线纵行剖开，一分为二，分离后与翻转的皮下组织相对缝合。如此，实现人中凹区域的凹陷和两侧组织的增高，从而模拟人中嵴。

如果患者前唇扁平，缺乏立体感，则可将口轮匝肌上端水平切断后，分离口轮匝肌与口腔黏膜的附着，形成上唇口轮匝肌双蒂瓣。用单钩将中线处口轮匝肌瓣向下方牵引，同时将两侧口轮匝肌的附着端相对缝合，如此，在增加唇珠组织和前唇体积的同时，缩窄两侧鼻底和鼻孔。

对伴有鼻小柱和鼻尖畸形的双侧唇裂术后继发畸形者，可继续沿鼻小柱两侧膜状中隔和鼻前庭鼻翼画线做切口，向头侧牵引，暴露鼻翼软骨穹窿和软骨内侧脚。翻起鼻尖皮瓣后，去除两侧鼻翼软骨穹窿之间的结缔组织，将两侧鼻翼软骨高点对位缝合。再在鼻尖皮瓣深面，将皮下组织做褥式缝合，重塑鼻尖形态。如鼻小柱过宽，也可将鼻小柱皮瓣深面皮下组织相对缝合，缩窄鼻小柱宽度。最后将鼻尖皮瓣复位并缝合（图100）。

对单侧唇裂术后继发前唇畸形，在显露裂隙侧口轮匝肌后，水平切断口轮匝肌在前鼻嵴和鼻底、鼻翼的附着，进而将口轮匝肌向唇珠方向牵引，将从鼻翼下切断的口轮匝肌与前鼻嵴切断的口轮匝肌相对缝合。复位裂隙侧口轮匝肌的形态并重建裂隙侧人中嵴和人中凹的形态。

对单侧唇裂术后继发鼻畸形者，则需在沿画线切开鼻小柱和鼻翼皮肤后，暴露裂隙侧鼻翼软骨，去除鼻翼软骨表面的结缔组织，显露鼻翼软骨与上位软骨的附着，进而切断二者的连接。切除部分鼻翼软骨后，将鼻翼软骨上缘与上位软骨行缝合内固定术或切取鼻中隔软骨用以支撑裂隙侧鼻翼。

缝合：单侧唇裂术后继发鼻畸形鼻部切口缝合前，可切除部分鼻翼缘切口下的皮肤组织，从而减少裂隙侧鼻翼前后向的长度，同时增加鼻小柱的高度。

鼻底隐形切口缝合同时，可以根据鼻底宽度，适当增加鼻底切口的旋转，使鼻底宽度缩窄，调整两侧鼻底的对称性（图100）。

3）讨论：这种隐形切口设计特别适用于同时矫正前唇和鼻畸形，包括人中嵴和人中凹重建，而不需行皮肤的纵形切口或行沿原瘢痕切口。

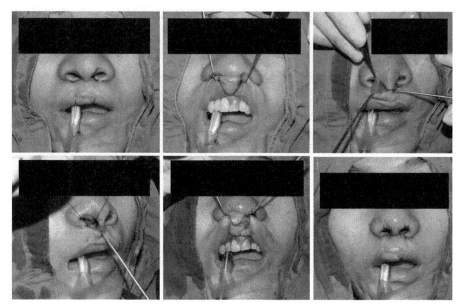

图100 鼻底隐形切口缝合与旋转增加（彩图见彩插15）

28. 隐形切口设计改变了二期整复的传统思维与模式

前述两种隐形切口的设计，避免了破坏上唇皮肤的完整性，解决了长期以来在唇裂术后继发畸形矫正中的诸多棘手难题，例如人中嵴和人中凹重建。既往国外学者设计的方法，均需从上唇皮肤做切口，虽然较易暴露口轮匝肌，但破坏了上唇皮肤的完整性，且可能导致上唇术后变得更紧。在较紧的上唇皮肤之下，很难重建人中嵴和人中凹的形态。

另外就是瘢痕的问题，切除瘢痕有时不仅不能消除瘢痕，还会使瘢痕在术后变得更加明显。采用隐形切口设计，通过切除皮下瘢痕组织和使皮下瘢痕组织移位，使皮肤表面的瘢痕折光度发生改变，让其形态和色泽更加接近周围上唇皮肤的光泽和质感。这一设计方法改变了二期整复的传统思维与模式。

（制图：石冰、李承浩）

单侧唇裂继发畸形中唇珠的重建方法

唇珠是上唇最为突出且对唇裂手术效果影响最大的解剖结构之一。由于位于唇弓的中心部位，唇珠形态对上唇和红唇的对称性影响极大。唇珠畸形主要表现为唇珠缺失或偏移。在原发与继发畸形重建手术中术者均会高度重视唇珠重建并积极进行其方法探索。本章就笔者改进的单侧唇裂原发与继发畸形中唇珠的重建方法介绍如下。

29. 唇珠畸形常发生在口轮匝肌复位和唇弓对称性重建术后

众多研究已经表明，在先天性单侧唇裂的形成过程中，非裂隙侧的口轮匝肌断端附着于鼻小柱基部，随鼻小柱向非裂隙侧偏斜上提并向非裂隙侧旋转，从而使唇珠脱离了正常的解剖位置并丧失形态。为了在唇裂初期整复中矫正这一畸形情况，学者们不断完善口轮匝肌重建的方法，从最初的将裂隙两侧口轮匝肌原位相互对缝，发展到将一侧口轮匝肌解剖并游离到水平位后缝合，直到现在常用的解剖两侧口轮匝肌并游离至水平位缝合的方法。虽然这些方法对唇裂术后唇珠的重建起到了很大辅助作用，但由于口轮匝肌瓣的旋转不足或复发逆转，仍然有相当一部分患者未能获得形态满意的唇珠。另外，由于裂隙两侧上唇组织的不对称性以及常用手术方法常过度利用非裂隙侧的上唇组织，常导致术后发生两侧唇弓不对称，非裂隙侧唇弓长于裂隙侧，而最终导致唇珠位置偏斜等继发畸形的发生。这一情况在完全性唇裂患者中尤为明显。因此，改进口轮匝肌复位和唇弓对称性的重建方法，是有效预防和矫正单侧唇裂术后唇珠畸形的重要内容。

30. 唇珠畸形常用整复方法

（1）"Z"字成形法

本法利用横向组织增加纵向唇珠组织长度，实现唇珠重建的目标，是目前临床在一、二期手术中最常用的唇珠重建方法。术中对偶三角瓣大小与方向的设计直接影响修复效果。笔者的经验是连续的小对偶三角瓣及较大而单一的对偶三角瓣能获得更好地整体形态效果。另外，制作三角瓣时，应始终保持组织剪朝向头侧剪除预成形三角瓣上缘多余组织，并在其下缘作切口形成三角形黏膜瓣。然而，黏膜瓣组织量始终有限，如果不能使口轮匝肌充分旋转下降到位或获取更大范围邻位组织瓣，仅靠裂隙缘两侧的黏膜三角瓣交叉成形，还是很难在大多数病例中获得满意的效果。

（2）邻位组织瓣法

为了矫正单侧唇裂术后唇珠不凸显的问题，Millard 曾设计用上唇中线系带处的黏膜组织，形成蒂在唇珠的三角形黏膜组织瓣，水平旋转 90°插入裂隙侧红唇黏膜中，利用三角形组织瓣蒂部的组织，堆积重建出唇珠的形态。此法的缺点在于可能造成前庭沟过浅，且系带处湿唇黏膜色泽同正常唇珠干唇黏膜存在差异。

（3）梭形组织切除法

有学者利用切除肥厚的裂隙侧红唇多余组织的办法，间接使唇珠变得凸显。然而，该法适用范围有较大局限。大部分唇裂患者侧唇厚度接近正常，在拉拢缝合后更薄，并且没有进一步修剪的余地。

（4）充填法

近年也有学者尝试利用各种组织补片和自体脂肪移植重建唇珠，但长期效果目前尚不明确。

31. 唇珠重建新方法的研究

为了实现既能矫正唇珠位置的偏斜，又能同时丰满其形态，笔者提出以下主要措施。

在初期唇裂整复术中，改进唇裂皮肤切口的设计，以更好实现术后唇弓的对称性，避免唇珠的偏斜。同时，在完成口轮匝肌的脱套式解剖后，不仅将非裂隙侧口轮匝肌瓣被动旋转，还要主动牵引其下降，使裂隙缘口轮匝肌纤维旋转至水平位后，继续向下旋转，进而与裂隙侧口轮匝肌完成端对侧的肌肉组织缝合。在旋转基础上进一步下降的肌肉有效增加了唇珠部位的组织量，有利于其形态的重建。

在二期整复中，除了像初期手术中一样，离断口轮匝肌实行脱套式解剖和旋转下降外，尚可在裂隙侧红唇黏膜上，沿其红线设计蒂。在现有唇珠的红唇黏膜瓣上，宽度可视两侧红唇黏膜的厚度差确定（图101）。沿画线切开患侧红唇黏膜瓣后，将其尖端向唇珠下方旋转180°，甚至可将其在唇珠下方折叠后缝合，形成新的唇珠，同时使两侧红唇黏膜形态和长度基本对称。

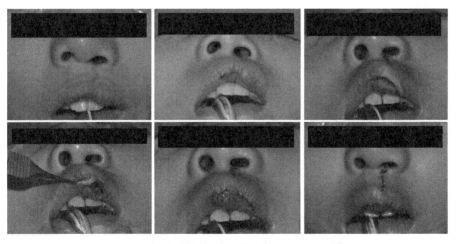

图101　唇裂二期整复保持唇珠形态（彩图见彩插16）

32. 将裂隙侧肥厚之红唇干黏膜瓣以上唇中线处为蒂旋转180°，使重建的唇珠自然生动

唇珠占据红唇形态的核心位置，直接影响唇裂术后效果，对其重建术者与患者均极为重视。唇珠形态看似仅是黏膜形态的

一种表现形式，实质上与口轮匝肌的分布和重建方式具有密切的联系。笔者在新术式的设计中，更加强调口轮匝肌在脱套式解剖后的旋转下降，甚至违反正常上唇中口轮匝肌的附着和走行方向（笔者理解为两侧口轮匝肌的端对端相连），建立了裂隙侧口轮匝肌与非裂隙侧肌纤维的端对侧的缝合方式，其目的在于通过这种极端的重建方式显现唇珠的立体效果。

在二期整复中，利用裂隙侧红唇黏膜瓣的方法，是依据在术后继发畸形中，裂隙侧红唇常显肥厚的情况而设计的。这一方法对增加唇珠黏膜的组织量非常有帮助，但需调整好红唇黏膜瓣蒂部与裂隙侧红唇横切口的缝合，而不至于出现明显的台阶感。

以上所介绍的改进方法，在术者充分理解唇裂病理解剖基础上且技术熟练的情况下应用，可获得更好的效果。

（制图：石冰、李承浩）

Abbe 瓣制备、转移与固位的流程和技术要点

　　Abbe 瓣被用于矫正鼻唇畸形的方法古老而实用，至今在唇裂术后继发鼻唇畸形的矫正中有着不可替代的作用，尤其在双侧唇裂整复术后，Abbe 瓣能在很大程度上改善患者上唇横宽不足、红唇中份缺陷、人中丧失、鼻小柱短等畸形。所以，每个唇腭裂外科医师都应该熟练掌握 Abbe 瓣的设计和使用，提高取瓣质量和转移后的成活率。为此，本章结合笔者在临床多年的体会和解剖学研究结果，对该术式的要点和相关问题进行讨论。

33. Abbe 瓣的制备与改进

　　以含一侧下唇动脉为蒂的下唇复合组织瓣转移修复上唇缺损的安全性和有效性不容置疑，但传统的 Abbe 瓣的制备方法虽然保证了下唇瓣的安全性，但却影响了下唇瓣向上唇受创组织区转移的灵活性，导致影响上下唇弓形态的重建效果。1986 年，

Holmstrom 提出了岛状瓣法，瓣蒂侧仅保留围绕下唇动脉的一薄层组织，此法增加了瓣的活动度，提高红唇组织的利用度，减少了瓣在旋转缝合过程中的扭曲变形。同时蒂直径的减少也利于术后口腔卫生的维护及流食的摄入。岛状瓣法将包裹下唇动脉的黏膜及黏膜下组织、皮肤和肌肉组织尽可能地予以解剖分离，使下唇动脉蒂变得灵活，下唇瓣从而较容易得到转移修复。但笔者连续使用后发现，经该法制备的下唇瓣，转移后瓣的颜色多有变深，虽然绝大多数最终的成活没有问题，但组织瓣颜色转变的恢复时间明显延长，少则 2～3 天，多则 5～7 天，给患者和术者均造成很大的精神压力，给初学者掌握该法增添了难度，也给该方法的推广使用造成了困难。

34. Abbe 瓣蒂的最基本测量参数

为了探究 Abbe 瓣的最低成活条件，笔者所在科室专门对一组 30 例获取 Abbe 瓣的动脉蒂的参数进行了测量分析，并在手术后不同时间点对组织瓣成活性和美观效果进行了评估。结果发现 Abbe 瓣动脉蒂的长度在 2～5.5mm，蒂的宽度在 (4.17±1.37) mm 时就可以保证 Abbe 瓣的成活。笔者认为，此结果只是保证 Abbe 瓣成活的最基本要求。Shulte 等对唇动脉解剖的研究发现，下唇动脉多从口角处自面动脉分出，在越接近中线的位置距离唇红游离缘越近，在中线处，下唇动脉距下唇唇红游离缘之间的距离在 10mm 以内。下唇动脉 87% 在口轮匝肌和黏膜之间走行，13% 在肌肉中走行。术中应仔细寻找下唇动脉并精细分离解剖，防止误断误伤此动脉。

通过上述研究，使我们明确了对 Abbe 瓣蒂寻求灵活而安全的制备方法的解剖学基础。

35. Abbe 瓣受植床的制备

设计转移 Abbe 瓣修复的上唇形态各异，需首先按照正常上唇的形态进行调整，其内容包括口轮匝肌和皮肤组织。具体而言，就是利用前唇组织通过叉形瓣或 V 形皮瓣延长鼻小柱（图 102），将口轮匝肌从中线剖开，两侧鼻翼基部缝合至前鼻嵴，内收两侧鼻底，进而将两侧口轮匝肌上端缝合固定至前鼻嵴上，形成正常的上唇突度。必要时，可将剖开的口轮匝肌折叠缝合，形成新的人中嵴形态。如若两侧上唇红唇过于肥厚，还可在各自相应的前庭沟处切除楔形黏膜和黏膜下组织，以使上唇红唇断端红唇黏膜厚度与 Abbe 红唇黏膜厚度匹配。反之，如若上唇白唇高度不足，则需在鼻小柱基部，中线上唇切口的顶端，水平向两侧鼻底作适当长度切口，以使两侧上唇向下旋转后达到延长的目的。

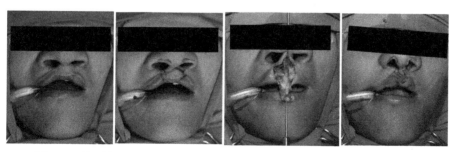

图 102　利用前唇组织通过叉形瓣或 V 形皮瓣延长鼻小柱（彩图见彩插 17）

36. Abbe 瓣蒂制备的流程中增加窗口设计

按上唇受植床的形态，测量其长度和宽度，通常瓣长度为 13 ~ 14mm，瓣宽度在 8 ~ 15mm 内均能获得较好的术后效果。瓣尖的形状通常有三角形和"W-M"形，前者能与鼻小柱基部切口较好地吻合，适用于需要再造人中的病例，而后者术后瘢痕较轻微。在设计时需谨慎，既要防止将 Abbe 设计的较上唇高度过短，也不要将上唇高度设计的过长，以免形成老年人上唇的外观（图 103）。

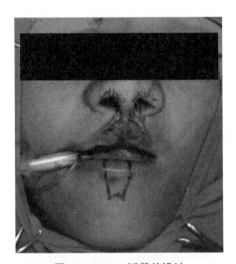

图 103　Abbe 瓣蒂的设计

为了提高切取 Abbe 瓣的成活率，笔者建立了如下操作流程，对提高组织瓣的成活率有明显帮助。具体流程如下：用亚甲蓝画出 Abbe 外形后，首先在拟形成瓣蒂的对侧瓣切口画线，与下唇黏膜干湿黏膜交界线下，沿 Abbe 瓣切口画线切开黏膜组织

1.0～1.5cm，用眼科小剪刀由浅入深分层剪断黏膜下组织，暴露并分离出该侧下唇动脉。然后沿此动脉的水平走向与欲制备瓣蒂侧的黏膜亚甲蓝切口线交叉，再以此交叉点为中心，在此点上下各 5mm 左右以外，沿亚甲蓝画线切开皮肤和皮下组织以及部分口轮匝肌。进而用眼科小剪刀，从保留的下唇黏膜部分之下切口水平由内至外穿通下唇全层组织，从红唇皮肤交界处穿出。继而用橡皮引流条穿出，提起橡皮引流条，保护瓣蒂。如果不慎将蒂表面下唇黏膜切开，也可将切口两侧黏膜层进行缝合。最后，结扎并剪断对侧已分离解剖处的下唇动脉，沿亚甲蓝画线全层切开其余下唇组织，形成保留下唇黏膜的下唇动脉蒂。如若想增加瓣蒂的长度，可用左手食指垫于瓣蒂黏膜下方，继而用小剪刀顺着动脉的方向，对有牵扯的裸露面组织仔细进行分离，在确保未伤及动脉后予以剪断，此举可使瓣蒂明显延长，极大地增加了 Abbe 瓣向上唇转移的灵活程度。

在此流程中，笔者专门在非预留瓣蒂的下唇黏膜处，设计了了解下唇动脉状况的窗口，通过此窗口了解下唇动脉走向与管径大小，以及距黏膜表面的深度等，并循此动脉确定瓣蒂动脉的准确部位。如果通过此窗口发现动脉的深度变异或管径细小甚或缺失等解剖情况时，可不将瓣蒂侧红唇组织切开或有限度地切开，以保证所切取的 Abbe 瓣可以顺利成活。

另外，为了保证在转移过程中裸露瓣蒂动脉或在红唇创缘缝合时误伤动脉，专门设计了在动脉蒂浅面上下 1cm 左右的口内黏膜组织不予切开的做法，这样既不影响瓣蒂的延长与转移，还

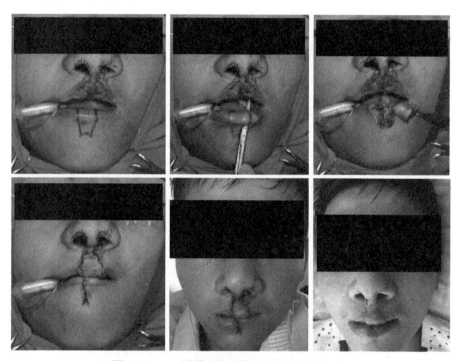

可以可靠地保护黏膜下动脉不受裸露和损伤。在与上唇受植床缝合固位时，建议首先缝合瓣蒂侧，再缝合游离侧，以保证所建唇弓形态对称（图104）。

图 104　Abbe 瓣蒂制备流程（彩图见彩插 18）

37. 华西技术可有效保证瓣蒂的灵活与瓣移植后的活力

目前对 Abbe 瓣蒂部组织量的保存一直没有定论。Holmstrom 等提出的岛状瓣将庞大的全层蒂组织减少为围绕下唇动脉周围的一薄层组织，瓣的活动度增加，但对于这一薄层的把握大都凭借手术医师的感觉和经验。Zide 和 Cutting 指出不能将下唇动脉骨骼化，但对于蒂部的长度、宽度、厚度等指标至今仍没有定量的研究。蒂部组织量多，血管丰富，有利于瓣的存活，但动度不佳；蒂部组织量少，有利于组织瓣旋转至更美观的位置，但不利于瓣的存活。怎样在瓣蒂的灵活与瓣移植后的活力之间取得平衡，使旋转后的组织瓣既具有良好的血供，又能恢复令患者满意的外观，是一个值得探索的临床现实问题。

（制图：石冰、李承浩）

双侧唇裂术后继发前唇畸形的双蒂肌瓣整复法

双侧唇裂术后继发畸形发生率高，且难于矫治，尤以前唇高度不足，开唇露齿，唇珠不显最常见。因此，双侧唇裂初期与二期整复术中前唇的重建就成为学者们关注的焦点。本章介绍了一种新的整复双侧唇裂术后上唇发育不足及唇珠不显的整复方法。

38. 双侧唇裂术后继发前唇畸形多为手术方法不合理所致

双侧唇裂术后前唇畸形主要表现为前唇过短和唇珠缺失。其造成原因首先是固有的畸形所致，特别是在双侧不完全性唇裂病例中，由于前唇长度与侧唇长度多不匹配，且表现为侧唇长度长于前唇，术中如不对侧唇长度减少，势必导致术中和术后出现唇弓缘不连续、前唇上提的结果。其次是绝大多数手术方法的不合理所致。

没有精准理解侧唇长度的影响指征，以及缺乏在术中调控侧唇长度的设计，

其结果表现就是术后开唇露齿和口哨畸形。另外就是未用侧唇红唇重建前唇红唇，致使唇珠不显或缺失。还有一点，是在重建初期鼻畸形的方法和过程中有可能对前唇造成上提的效果。

39. 矫正双侧唇裂术后继发前唇畸形常用主要整复方法回顾

（1）"V-Y"成形

即利用"V-Y"变形的道理，在前唇上、鼻小柱基部，沿两侧原切口，设计尖在上的"V"形切口，使前唇及前唇红唇位居"V"形瓣的下端，切开皮肤和皮下组织与肌肉后，将"V"形瓣下移，达到延长前唇和突出唇珠的效果。包括在 Millard 前唇叉形瓣的使用中，利用以鼻小柱为蒂的两侧前唇瘢痕三角形组织瓣，向鼻尖方向推进延长鼻小柱后，可将前唇的"V"形前唇瓣下推，增加前唇长度。该法延长前唇尚可，但难于修复唇珠不显或缺失。

（2）Ohishi 法

该法与 Millard 前唇叉形瓣法设计相反，该法首先将前唇两侧的皮肤瘢痕组织瓣的蒂分别设计保留在两侧红唇黏膜处，再将前唇两侧同一范围内的瘢痕及肌肉组织瓣，向下旋转并在前唇黏膜下交叉缝合，以增加唇珠黏膜下组织量，达到满意的丰满度。最后利用两侧蒂在侧唇红唇的红唇黏膜瓣，在前唇红唇黏膜瓣的下方，交叉缝合，以增加与黏膜下组织相适应的红唇黏膜组织。

但该法的不足之处则在于术后上唇变紧和不能增加前唇长度。

（3）Abbe 瓣转移法

该法已广泛应用于双侧唇裂术后前唇畸形矫治，其优点是可对前唇进行完全重建，同时解决前唇过短和唇珠缺失等问题，并同期延长鼻小柱。但其难点在于手术范围较大，技巧要求较高，同时存在需牺牲下唇中 1/3 组织且遗留瘢痕等不足之处。

40. 双侧唇裂术后继发前唇畸形新整复方法的设计与应用

为了丰富双侧唇裂术后继发前唇畸形的整复方法，集中上述方法的优势，同时解决上述方法中各自的不足之处，笔者在应用中进行了如下的设计与操作。

首先用亚甲蓝画出前唇包括红唇的全部形态，然后沿所画皮肤切口线切开皮肤和皮下组织后，从前唇两侧切口分别向两侧上唇完成口轮匝肌的脱套式解剖。再从前唇红唇黏膜切口，完成前唇及部分侧唇的口轮匝肌与口腔前庭黏膜的锐分离。进而在保留前唇两侧口轮匝肌中下 1/3 左右宽度的情况下，切断前唇上及两侧的口轮匝肌连接。形成蒂在双侧口轮匝肌的前唇皮肤肌肉瓣，从而实现向下自如移动的目的。术中视前唇畸形程度，决定前唇向下推移的距离，矫正前唇长度不足，重建唇珠形态。最后将全部切口在新的位置后缝合（图 105）。

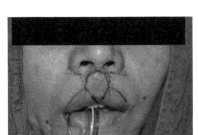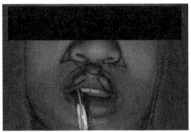

图 105 双侧唇裂术后继发前唇畸形整复方法

本法既解决了前唇长度不足，同时也可矫正或合并使用 Ohishi 法中的红唇黏膜瓣设计矫正唇珠畸形，并防止术后上唇过紧的情况发生。手术范围仅限于上唇，如需同期进行鼻畸形的矫正，也与上唇手术无干扰之虞（图 106）。

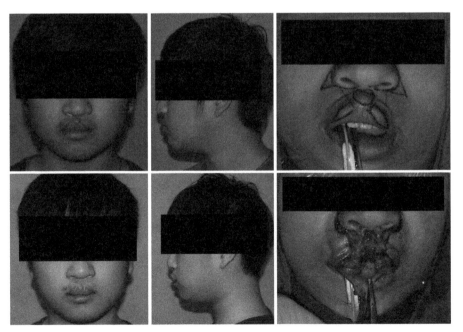

图 106 双侧唇裂术后继发前唇畸形整复方法病例（彩图见彩插 19）

41. 双蒂肌瓣整复法是新的整复双侧唇裂术后上唇发育不足及唇珠不显的方法

任何一种手术治疗方案都有其最佳适应证，本法也不例外。本法弥补和应用了前述常用整复方法的不足与优势，丰富了常用双侧唇裂术后继发前唇畸形整复的设计与技术，但尚不可取而代之。不难看出，本法对轻中度的前唇畸形整复较为适宜，而对重度前唇畸形的整复可能还嫌困难，还需要我们在应用中不断探索与改进。

笔者建议对前唇畸形较轻者可选用"V-Y"成形法，对不需增加前唇长度的中度畸形可选用 Ohishi 法，而对于需要同时增加前唇长度的畸形，则选用本法较为适宜。对那些较为严重且组织缺损较大的畸形，仍应选用 Abbe 瓣转移法。

在本法的操作中，其关键之处是确保前唇瓣两侧口轮匝肌瓣蒂的宽度和灵活度，蒂太窄会使前唇血供不足，蒂太宽前唇瓣的移动又会受影响，所以需先宽后窄，逐步扩展口轮匝肌脱套范围，选定既适宜前唇瓣顺利向下移动，又不影响前唇血供的最佳条件。同时还可利用前唇上端切口，调整两侧鼻底宽度和鼻小柱基部形态。

本法不适用于矫正双侧唇裂术后继发前唇畸形中前唇长度基本正常的患者。

（制图：石冰、李承浩）

中国人单侧唇裂鼻畸形的二期整复

　　唇裂患者鼻畸形的整复已经越来越成为医患双方共同关注的难题。相对于唇裂整复效果而言，鼻畸形的整复效果欠佳，这是目前影响唇腭裂序列治疗效果的重要原因之一。为了改变这种现状，笔者一直有意探究其中的内在原因，对唇裂鼻畸形形态与形成机制深入研究是改进鼻畸形矫正方法的重要基础。虽然对唇裂鼻畸形的形成机制和解剖特征已有较多研究，但受研究对象和研究者的影响，基于现有的对唇裂鼻畸形特征和形成机制的认识而建立起来的手术矫正方法，其效果不能满足世界范围内广泛存在的唇裂鼻畸形的多样性要求，特别是对鼻形态的评价还受人种、文化背景等因素的影响。因此，笔者认为不仅要观察唇裂患者鼻畸形的特征，还要结合观察不同人种鼻形态的差异，并深入思考形成鼻畸形的原因和掌握形成不同人种鼻解剖形态的关键要素，才有可能采取有针对性的方法，解决不同人群或人种的需求，提高唇裂鼻畸形的整复效果。

42. 唇裂鼻畸形的形成机制

关于唇裂鼻畸形是继发于组织错位还是组织发育不足一直存在争议。McComb 通过解剖唇腭裂死胎，发现组织解剖扭曲错位是造成畸形的始动因素，并得到了其他学者的证实。这一观点将唇腭裂的畸形成因归结于组织的错位，而不是相对的发育上的大小差异。但仍有学者在解剖唇腭裂死胎以及开放式的鼻畸形整复术中发现鼻翼软骨复合体外侧脚发育不足并且伴发组织错位畸形等现象。以笔者之见，这两种情况在患者中均有所表现。

组织错位被认为是由于跨过裂隙的肌肉力量不平衡造成的，这可以解释为何唇裂患者的鼻中隔偏曲、鼻翼顶部和鼻翼外侧脚向外偏斜，因为鼻翼外侧脚通过连续的软骨组织和纤维结构异常附着于梨状孔周围的骨膜。

初期未整复或者未彻底整复的唇裂鼻畸形主要涉及鼻翼的位置。鼻翼缘向下外侧偏斜和移位，致使裂侧鼻翼软骨纵向长度增加而横向长度多有不足，并且通过一些病理性的条索组织异常附着于梨状孔。鼻翼附着在发育不全的上颌骨表面，部分导致了鼻翼基部低平、鼻孔轴水平。鼻翼可能发育不全、细小或出现弯曲，从而加重裂隙侧鼻穹窿的低平。穿过裂隙侧鼻坎的口轮匝肌环断裂，使裂隙侧和非裂隙侧受到的肌力不平衡，这增加了鼻的不对称和畸形程度。鼻翼开闭功能异常与鼻翼位置异常、肌力不平衡、颊肌异常附着于鼻翼基脚有关。异常的鼻翼使得鼻小柱短小、偏斜，鼻小柱基部偏离裂隙。鼻中隔及犁骨沟偏曲，鼻中隔的软骨部分弯曲，造成鼻尖偏斜。患者多表现出中度的鼻孔拱形弯曲，凹的一面组织塌陷，凸的一面组织丰富。除了鼻中隔偏曲和骨性阻塞会造成通气道狭窄以外，鼻测量显示与非唇腭裂患者相比，唇裂鼻畸形患者有显著的鼻通道狭窄。另外，外鼻阀功能异常也会增加气道通气的问题。

43. 中国人鼻形态的特点

目前所有唇裂鼻畸形的整复方法几乎均由欧美学者以大多数西方人鼻形态特征为目标设计而成。笔者在临床使用这些方法的过程中，深刻体会到整复术后的鼻形态常表现出"西方化"倾向。具体表现为裂侧鼻翼外形扁平，鼻小柱虽然可以有所延长，但其中部唇向突度不足，纵轴常常发生偏斜等。因其不符合中国人鼻形态的特点，所以常有患者不满意的情况发生。为此，有必要观察中西方人群鼻形态特点的差异，改良术式，为提高中国唇裂鼻畸形患者手术矫治效果奠定基础。

典型中西方人群鼻形态的差异可以从以下两个角度进行归纳。从正面观来看：中西方人两侧鼻翼宽度与鼻中份宽度的比例明显不同，西方人的鼻中份宽度多大于或等于两侧鼻翼宽度之和，而中国人每侧鼻翼宽度与鼻中份宽度几近相等（图107）；从仰面观来看：西方人的鼻孔形态多为长椭圆形，其鼻孔长轴与面中线多形成位于下象限区45°左右夹角，而中国人的鼻孔形态多表现为水滴型，其鼻孔长轴与面中线多形成位于上象限区45°左右夹角（图108）。这些特点直接导致对两类人群进行手术设计和操作的关键点应有所不同，否则，就会出现使用西方人鼻整形的手术方法在中国唇裂鼻畸形患者鼻形态的重建中始终难以获得理想效果的结果。

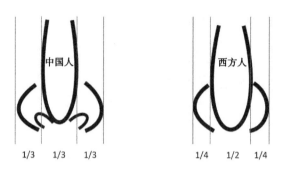

图 107　典型中国人和西方人鼻形态正面观的比较

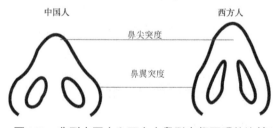

图 108　典型中国人和西方人鼻形态仰面观的比较

44. 单侧唇裂鼻畸形初期整复的困难较多

所有未整复的初期鼻畸形都决定了继发鼻畸形的特征，由于生长发育还会加重扭曲变形。为了最大程度改善鼻畸形，初期唇裂整复时外科操作能做到：①将裂隙侧鼻小柱基部附着做较广泛的松解，解除异常附着对鼻尖和鼻小柱的限制。②将异常附着于梨状孔和唇颊部肌肉的鼻翼外侧脚松解，通过鼻翼基部肌皮瓣矫正鼻小柱偏斜和鼻翼基脚的形态。③重建鼻坎、鼻底的肌肉环。但这些操作并不足以解决裂侧鼻翼软骨较非裂侧向下外移位的结构性畸形。因为传统的潜行性分离法只解除了裂侧鼻翼软骨表面和周缘的附着关系，而无法解决裂侧鼻翼软骨上缘与鼻上外侧软骨的附着关系，也就无法矫正其纵向长度过度的畸形。除非在直视下暴露并松解和切除鼻上外侧软骨与裂侧鼻翼软骨上缘的附着和多余部分，否则鼻畸形很难得到明显改观。虽然有的学者辅以两侧鼻翼缘的切口和持续使用鼻腔填塞器等方法，以加强和保持两侧鼻翼软骨的相对位置一致，但常因方法烦琐且效果不稳定而难以被掌握和广泛使用。

45. 二期单侧唇裂鼻畸形的矫正原理和术式设计基础

了解了东西方人典型性鼻形态的结构特点和初期唇裂鼻整形的难点，就不难理解为什么只用西方学者的鼻畸形矫正方法，会使不少东方唇裂鼻畸形患者术后的鼻形态西方化，而达不到患者的预期要求。西方人鼻畸形整复的重建原理可以概括为一焦点理论，即将鼻尖部的形态重建视为鼻畸形整复的全部或绝大部分内容；而东方人鼻畸形整复的重建原理可以总结为二焦点理论，即鼻畸形的重建包括鼻尖和裂侧鼻穹窿顶部的重建，视二者同等重要或作为一个整体进行设计，方可重建出东方人特有的鼻形态。要设计并实现上述理论，就需要建立有别于西方学者唇裂鼻畸形的整复技术方法。

　　唇裂鼻畸形整复的"一焦点"理论认为鼻尖部形态的恢复重建是唇裂鼻畸形整复的主要内容，因此，以笔者的观点，在重建鼻形态过程中，扩充鼻尖的三维方向组织量，特别是垂直方向上的高度是最重要的。由于鼻尖突度不足，鼻翼外侧脚长期褶皱导致塌陷，或是鼻唇角变锐并且凹陷，因此整复时采用的具体方法多为肋软骨移植鼻成形术。这类患者绝大多数都采用开放式鼻成形术式，利用跨过鼻小柱的短距离切口，连接软骨下的切口，使软组织能够从两侧鼻翼软骨表面脱套式松解。还可以继续采用鼻背入路，即从鼻中隔软骨黏骨膜下开始分离至鼻中隔软骨。这种黏骨膜下的潜行分离逐渐延续为筛骨垂直板和犁骨的骨膜下分离，形成从前鼻嵴至后鼻嵴的隧道。然后在直视下进行宽的鼻中隔切除术，余留背部和底部的一个宽 8 ～ 10mm 的 L 形支架。此时，鼻小柱深面的鼻中隔的底部可以移动，将其重新移动到美观的正中位置然后缝合固定。笔者根据东方人的鼻形态特点提出的唇裂鼻畸形整复的"二焦点"理论，强调对鼻翼软骨与鼻上外侧软骨的附着关系的重建，恢复鼻翼软骨整体的高度并固定。换句话说，就是在恢复裂侧鼻小柱高度的同时，特别强调恢复裂侧鼻翼上缘的高度。为此设计了利用鼻中隔软骨作为移植体，从鼻翼基部到鼻穹窿再到鼻小柱基部的一体化整复方法。该理论不同于"一焦点"理论的关键在于不再将鼻小柱高度的恢复作为最重要和唯一的内容，不通过将两侧鼻穹窿最高点缝合在一起重建鼻尖，而是适当保持鼻尖部两侧鼻穹窿间相互分离的状态，以保持鼻翼软骨内侧脚、鼻穹窿和鼻翼基部结构的自然弧形和连续性。

鼻成形术中选择肋软骨或鼻中隔软骨支撑鼻小柱和鼻尖有以下3个作用：①在前颌骨前鼻嵴周围提供足够的支撑以及组织量。②在鼻小柱和鼻尖基部提供足够的软组织支撑，上提唇部的基部，使鼻唇角变钝。③保证所有取出的鼻中隔软骨运用到鼻尖的整复中，并在鼻尖部重建小的台面，为鼻尖提供足够的支撑，以对抗鼻小柱和侧鼻软组织的牵拉。

46. 唇裂鼻畸形的二期整复技术要兼顾人种差异

根据对中国人鼻形态的观察，结合唇裂鼻畸形的特点，笔者设计了两种针对中国唇裂鼻畸形患者的手术方法：

方法一为鼻翼软骨内固定术，其具体方法见图109。从裂侧鼻翼缘作弧形切口，切口近中沿鼻小柱中线至鼻小柱基部后向裂侧鼻底延伸，视裂侧鼻底宽度和鼻小柱延长量决定裂侧鼻底的水平切口长度（图109A）。切开皮肤和皮下组织后，在鼻翼软骨前面翻起覆盖鼻底、鼻小柱和鼻翼的皮肤层，完整暴露裂侧鼻翼软骨内、外侧脚，分离或切开鼻翼软骨上缘与鼻上外侧软骨下缘的附着，视情况（如裂侧鼻翼软骨过宽）切除 2～3mm 软骨组织，使鼻翼软骨的宽度保持在 8～10mm，同时剔除鼻翼软骨周围的结缔组织等（图109B）。待裂侧鼻翼软骨充分游离后，将鼻翼软骨外侧脚的中外 1/3 与鼻上外侧软骨或中隔软骨的侧壁牢固缝合，再将鼻翼软骨内侧脚上端与对侧软骨内侧脚按自然位

置缝合，注意此处不一定是缝合在裂侧软骨内侧脚的最高端（图
109C）。

方法二为鼻翼软骨重建术，主要针对患者裂侧鼻翼软骨发
育不足或鼻畸形严重，以及鼻中隔偏曲需同时矫正，此时可以在
游离裂侧鼻翼软骨后，从两侧鼻翼软骨之间分离至鼻中隔软骨上
端，切开鼻中隔软骨骨膜后，从两侧向下和向后分离鼻中隔软
骨，在保证鼻中隔软骨上缘和前缘预留有 3 ～ 5 mm 的宽度后，
切取中、下后部分和后份的全部鼻中隔软骨。以笔者经验，中国
人鼻中隔软骨的长度常显不足，但宽度尚可，所以，笔者将取下
之鼻中隔软骨平分为 2 ～ 3 条后，首尾相连，形成一个完整的长
条状软骨，但绝不再在软骨上划痕或做切口。将该软骨条置入先
前形成的鼻翼腔基部，即从裂侧鼻翼基部平行于鼻翼软骨翼部和
鼻穹窿，与鼻翼软骨内侧脚缝合固定，长度足够时，可与鼻小柱
基部前鼻嵴骨膜缝合固定，利用鼻翼软骨特有的弹性和弯曲弧度
恢复裂侧鼻翼的自然形态（图 109D）。对鼻中隔偏曲的患者，还
需在置入软骨之前，将 L 形鼻中隔软骨下端从两侧前鼻嵴之间游
离至裂侧前鼻嵴表面或侧方，以矫正其偏曲。最后在软骨就位后
的新的位置上缝合皮肤层，并视具体情况修整鼻翼边缘多余的皮
肤组织（图 109E）。图 110 是以 1 例唇裂鼻畸形患者为例，按照
以上方案进行整复的过程。

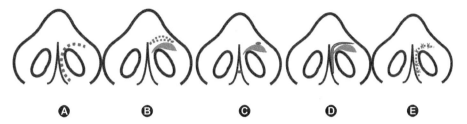

图 109 中国人唇裂鼻畸形整复手术示意图

注：A：切口设计；B：切除裂侧鼻翼软骨上缘与鼻上外侧软骨下缘的附着；C：在裂侧鼻翼最高点和内侧脚上端分别与同侧鼻上外侧软骨和对侧鼻翼软骨内侧脚缝合；D：在鼻翼软骨内侧脚间和裂侧鼻翼软骨表面置入鼻中隔软骨；E：切口缝合。

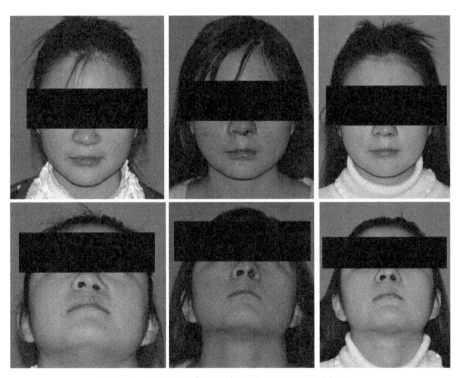

图 110 单侧唇裂鼻畸形整复术（彩图见彩插 20）

47. 单侧唇裂鼻畸形整复小结

虽然笔者强调东西方人鼻形态的差异，但表现在具体个体身上则不尽然，两种典型性鼻形态的特征在东西方人中均可出现。笔者提出这一临床问题及解决办法的主要目的是引导临床医师细化对每一患者鼻畸形状况的观察，从而在手术术式选择和设计中有所思考和采取具有针对性的治疗方案。目前常被选用的唇裂鼻畸形整复方法多源自西方学者，笔者希望中国学者在应用这些方法的过程中，能够注意并兼顾典型东方人鼻形态特点而加以改进或进行新的设计，从而适应中国人群的唇裂鼻畸形的矫正。

（制图：石冰、李承浩）

单侧唇裂术后小鼻孔畸形矫正方法

无论是否实施鼻畸形的初期矫正，术后唇裂鼻畸形总是以各种形式表现出来。尽管唇裂鼻畸形有多种表现形式，但绝大多数学者认为，初期唇裂整复术后继发的裂隙侧小鼻孔畸形无疑是最难予整复，并对术者最具有挑战性的内容之一。笔者在临床实践中，对单侧唇裂术后继发的小鼻孔畸形，采用多种办法矫正，收到较好效果，现介绍如下。

48. 单侧唇裂术后小鼻孔形成的原因

单侧唇裂整复术后继发的小鼻孔畸形，既有其固有发育不足的原因，也有术者方法和操作选择不当的缘故。但更主要是术后选择方法不当所致。以常用的旋转推进法为例，术后侧唇组织瓣和鼻底组织瓣共同向非裂隙侧较大距离推进，鼻小柱基底部向裂隙侧移动，而且在移动的过程中，进一步插入裂隙侧鼻底，导致鼻腔包括鼻底的横径较术前明显变窄，同时鼻孔的高度也被牵拉变得低平。尽管学者现在普遍在术中努力通过类 Tajima 切口，悬吊和对缝两侧鼻翼软骨顶进行矫正，但仍会遗留较多术后小鼻孔畸形。另外，广泛的皮下分离，特别是术中形成的环形切口或瘢痕，都极易导致术后小鼻孔畸形的发生。

临床还有一种小鼻孔畸形，并非真正的小鼻孔畸形，只是因为鼻翼过度塌陷，鼻孔形态变小所致。假性小鼻孔畸形采用笔者前述介绍的中国人单侧唇裂鼻畸形矫正方法即可同期矫正假性小鼻孔畸形（图111）。

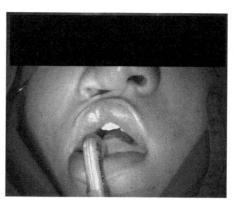

图111　假性小鼻孔畸形应用中国人单侧唇裂鼻畸形矫正方法

49. 单侧唇裂术后小鼻孔畸形矫正常用方法

目前常用的小鼻孔畸形矫正办法总体效果不佳。包括在裂隙侧鼻翼基脚内外设计水平方向的对偶三角瓣，以图将鼻翼脚基脚内外三角瓣交叉后，增加鼻底的宽度，实现小鼻孔畸形的改变，但此举极易导致鼻翼塌陷和鼻翼基脚外展等不良外观；在裂隙侧鼻穹窿的邻位三角瓣交叉缝合的办法，仅涉及部分黏膜和鼻腔衬里组织，矫正效果也不明显；其他还包括刘建华曾在常用的暴露鼻翼软骨所掀起的鼻尖皮瓣基础上，设计了一种将鼻尖三角形皮瓣一分为二的方法，将外侧部分三角形皮瓣由鼻缘做切口，由前向后插入鼻腔衬里，增加鼻孔内径，达到扩大鼻腔的效果。但此法是用鼻尖三角形皮瓣的基底部形成新的鼻孔缘，形态不宜与其他部分一致。还有国外学者介绍了通过自制带弹簧的微型鼻孔扩张器，在鼻外固位后，通过加力、缓慢扩张的方法进行矫治，但尚未见文献报道。

50. 华西发展的整复技术是矫正单侧唇裂术后小鼻孔畸形的有效方法

（1）"V-Y"成形术

本法通过对中国人群正常鼻翼形态仔细观察发现，在鼻翼软骨上缘与皮肤之间有一个紧密附着的浅沟样凹陷。该凹陷从鼻尖可一直向后上方延伸至笔者观察命名的鼻形态第二焦点，故笔者设计了以此浅沟样凹陷为水平状"V"形的上边，"V"形瓣的下边设计在起自鼻孔缘中份，向内上方至鼻尖，与预计的"V"形切口的上边融合，从而形成鼻翼表面上的"V"形皮瓣。待切开和潜行分离后，将"V"形瓣向外侧移动，改善鼻孔的大小，至与对侧对称后，将"V"形瓣向外推移后的切口缝合，实现了"V"形切口"Y"形缝合的效果，达到矫正鼻孔过小的目的。此法较适用于矫正裂隙侧鼻翼缘下垂所致的鼻孔过小的情况，通过"V-Y"缝合，恰好矫正了裂隙侧鼻翼下垂所致的裂隙侧鼻翼矢状径过长的畸形（图 112）。

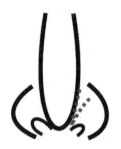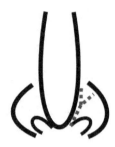

图 112　"V-Y" 成形术

（2）鼻小柱侧皮瓣插入矫正法

本法是在笔者设计的中国人单侧唇裂鼻整形方法的基础上，在 L 形切口的下方，再设计一个蒂在鼻小柱，尖端在鼻翼缘上的三角形皮瓣，待鼻翼软骨内固定后，在新的位置上，沿三角瓣的外侧边基底，做延伸至鼻腔的黏膜衬里切开，将三角形皮瓣旋转后，插入鼻腔衬里切口中，扩大鼻孔内外径。

也可以将插入的鼻小柱侧方皮瓣设计在前唇和侧唇组织上，这样获取插入鼻小柱侧方的皮瓣宽度和长度都更大一些，矫正效果更彻底。具体方法是在前唇上设计较大的以鼻小柱基部为蒂的"V"形皮瓣，并在"V"形瓣裂隙侧的一边设计延伸至侧唇的小"V"形皮瓣。待切开两个"V"形皮瓣，直至鼻前庭两侧鼻翼软骨前缘的衬里皮肤后，上提鼻尖皮瓣，水平切开小鼻孔一侧的鼻小柱侧方膜状中膈，使鼻小柱基部"V"形皮瓣携带的侧方"V"形皮瓣插入水平切开的膜状中膈，扩张小鼻孔的孔径。将两侧鼻翼软骨的穹窿顶相对缝合后，仔细缝合鼻小柱和上唇的皮肤切口

（图 113）。

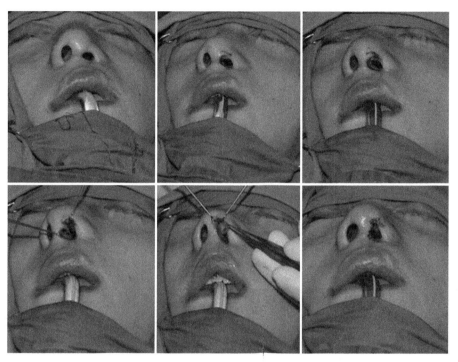

图 113　鼻小柱侧皮瓣插入矫正法（彩图见彩插 21）

（3）鼻底组织增减量矫正法（图 114）

本法是在非裂隙侧鼻底，设计梭形切口，一般约为
3mm×5mm，在瓣周前行分离，形成蒂在前鼻棘的皮下蒂。然
后在裂隙侧鼻底做前后切口，自切口向前鼻棘分离，形成皮下隧
道，最后将非裂隙侧鼻底皮瓣通过裂隙侧即成隧道，转移至非裂
隙侧鼻底，达到减小非裂隙侧鼻孔大小，增加裂隙侧鼻孔宽度的
效果。

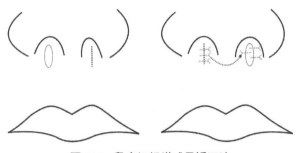

图114　鼻底组织增减量矫正法

（4）鼻翼基部皮瓣扩展鼻孔周径的方法（图115）

利用裂隙侧鼻翼基部过厚的皮肤组织，设计以鼻翼基部为蒂的三角形皮瓣，切开鼻翼基部鼻前庭侧鼻底组织后，将皮瓣转入裂隙侧鼻前庭，增加鼻孔周径。

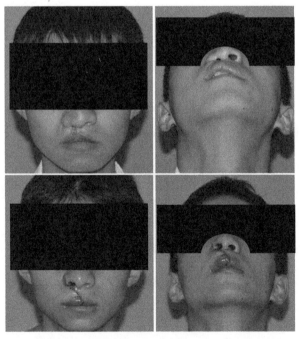

图115　鼻翼基部皮瓣扩展鼻孔周径的方法（彩图见彩插22）

51. 单侧唇裂术后小鼻孔畸形矫正方法讨论

单侧唇裂术后的小鼻孔畸形，因施术者的方法和操作技术不一致，再加上患者个体化伤口愈合的差异，所以有时即使是同样的小鼻孔畸形，临床表现也不尽相同。为此，术者需根据每一例患者的特点，有区别的选择应用不同的方法，特别是全面理解各方法的设计理念和适应证。例如本章介绍的鼻翼"V-Y"成形术适用于鼻翼向下塌陷明显且鼻孔轻微偏小的一类畸形。而鼻小柱侧皮瓣插入矫正法则比较适用于同期行鼻翼软骨内固定的患者。鼻底组织增减量矫正法特别适用于两侧鼻孔大小相差悬殊的病例。

总之，选择好适宜的适应证，往往可以达到事半功倍的治疗效果。

（制图：石冰、李承浩）

唇裂整复的心理与社会学研究

52. 心理、社会及伦理研究应贯穿唇裂序列治疗的始终

心理学是一门研究人类的心理现象、精神功能和行为的科学，既是一门理论学科，也是一门应用学科。心理学研究涉及知觉、认知、情绪、人格、行为、人际关系、社会关系等领域，也与日常生活的许多方面——如家庭、教育、健康、社会等发生关联。心理学一方面尝试用大脑运作来解释个体基本的行为与心理机能，同时，心理学也尝试解释个体心理机能在社会行为与社会动力中的角色；同时它也与神经科学、医学、生物学等科学有关，因为这些科学所探讨的生理作用会影响个体的心智。

唇腭裂是一类先天发育畸形，除颌面部相关结构的发育缺陷，患者的神经发育状况是否受到影响尚不十分清楚。唇腭裂患者由于存在可见的面部原发性或术后继发性畸形，以及语音、听力、呼吸等功能障碍，他们的心理健康状况较健康人更易受到不良影响。因此，心理学研究是唇腭裂相关研究中不可缺少的一环。

（1）神经心理学

得益于医学影像学在 CT、MRI 等检测技术上的进步，神经心理学这一新兴交叉学科应运而生。科学家们试图从人体大脑的生物学结构及神经传导回路机制中探寻心理疾病，特别是严重的精神疾病的发病机制与病理生理基础。许多认知能力筛查结果表明，大多数的唇腭裂患者的智商评分（IQ）均值处于正常范围，但得分普遍接近正常范围的低限，较易发生语言障碍与学习困难。而认知障碍、学习障碍、行为异常、语音障碍等都与大脑结构或神经回路异常有关。

部分纵向研究对唇腭裂患者从儿童期到成年期的大脑结构进行多次影像学追踪检查，发现唇腭裂患者具有异常的大脑发展模式。其中，最重要的发现是患者的小脑体积较正常人小（图116）。对成年唇腭裂男性患者的大脑进行 PET CT 扫描的研究结果显示，患者大脑的语言及语音功能部位较正常人的血流信号有所升高，提示患者的相关功能发育不良（图117）。

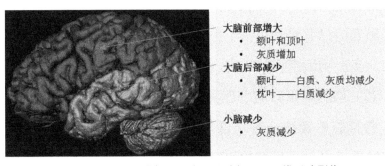

图116 一例唇腭裂成年男性患者的脑部 MRI 三维重建影像，
显示大脑、小脑的容量异常

（引自 Nopoulos P, Berg S, Canady J, et al. Structural brain abnormalities in adult males with clefts of the lip and/or palate. Genet Med，2002，4（1）：1-9.）

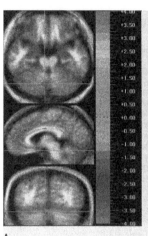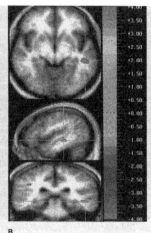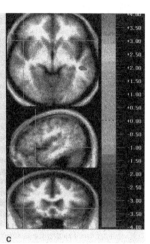

图 117　一例唇腭裂成年男性患者的脑部 PET CT 影像，显示语言、
语音区域血流信号异常增高（彩图见彩插 25）

（引自 Nopoulos P, Berg S, Canady J, et al. Structural brain abnormalities in adult males with clefts of the

lip and/or palate. Genet Med，2002，4（1）1-9.）

注：A：右侧小脑；B：左侧颞叶；C：右侧额叶。

上：横断面；中：矢状面；下：冠状面。

红黄色：血流信号强；蓝紫色：血流信号弱。

该领域的研究与临床应用在世界范围内均处于探索阶段，我
国鲜有医疗机构针对唇腭裂患者开展相关的影像学及神经心理学
的诊治。未来的研究与临床实践应当尝试将神经系统发育评估纳
入到患者治疗效果的包括了医疗性、环境影响以及生物学因素在
内的众多影响因素评估当中。

（2）唇腭裂患者的心理学特点和行为表现

唇腭裂患者这一特殊群体的心理健康状况一直是治疗团队
关注的重点之一，早期的研究假设推测，由于存在面部外形缺陷
和语音、听力等生理功能障碍，患者的心理健康必将受到不利影
响。然而，众多的横向及纵向研究均表明，尽管唇腭裂患者，特

别是腭裂患者，语言发育迟缓或学习障碍的发生频率较高，但他们的心理状况好于人们的预期，并不存在普遍的和重大的心理障碍。

按照现有的科学研究体系和发展心理学的观点，可将个体的心理发展阶段分为婴儿期、学前期、学龄期、青少年期及成年期。唇腭裂患者在不同的时期内，可能面临的心理障碍和可能出现的异常行为不尽相同。针对唇腭裂婴幼儿与其母亲的亲子关系研究表明，在婴幼儿时期，唇腭裂患儿与其母亲之间的依恋关系常出现失和谐，具体表现有亲子间眼神交流减少、婴儿分离焦虑等。当患儿处于学龄期时，多已接受一期的唇裂及腭裂整复术，然而部分患儿仍遗留不同程度的鼻唇部畸形及语音障碍，此时，患儿在学校生活中常遭到正常儿童的嘲弄甚至凌虐，因而易发生各种行为异常与情绪调节障碍，如部分患儿暴躁易怒、多动，而另有部分患儿反而出现内向、孤僻以及社交逃避。因此，家长及老师应帮助患儿建立良好积极的同伴关系，从而增强患儿的心理健康调节能力。进入青少年时期及成年早期，患者自我意识逐渐建立完成，大多数患者的自我意识水平处于正常范围，少数患者可出现自我意识水平的偏高或偏低。值得注意的是，对自我外貌的不满评价并非是唇腭裂青少年所特有的心理现象，许多面部外形正常的青少年亦会产生负面的自我外貌评价。此外，最常见的唇腭裂青少年及成人患者所遭遇的心理问题，主要为社交能力不足和情绪调节障碍。

基于这些研究结果，我国许多学者提出，需对中国的唇腭裂患者及家属采取适宜的心理干预措施，建立符合我国国情的唇腭裂序列治疗心理干预模式；并急需制定出适应唇腭裂这一特殊人群的心理评估量表。2006年，郑谦、廖锐等编写制定出我国首套针对唇腭裂患者的心理调查量表——《青少年唇腭裂患者自我意识心理量表》。目前，四川大学华西口腔医院唇腭裂外科已经建立一套完整的唇腭裂患者及家属心理干预流程，具体环节涉及心理评估、团体心理咨询、个体心理咨询、术前术后松弛训练，以及针对儿童患者的绘画治疗、音乐治疗、沙盘游戏等（图118）。

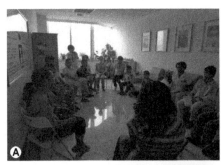
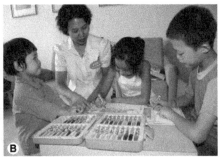
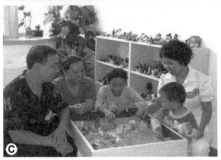

图118 四川大学华西口腔医院唇腭裂外科心理咨询室

注：A：团体心理咨询；B：儿童绘画治疗；C：沙盘游戏。

53. 应建立适合中国患者的社会干预模式

社会学是一门研究社会事实（客观事实：社会行为、社会结构、社会问题等；主观事实：人性、社会学心理等）的拥有多重范式的学科，起源于 19 世纪 30 至 19 世纪 40 年代。是从社会哲学演化出来的现代学科。社会学是一门具有多重研究方式的学科。主要有科学主义的实证论的定量方法和人文主义的理解方法，它们相互对立相互联系，发展及完善一套有关人类社会结构及活动的知识体系，并以运用这些知识去寻求或改善社会福利为主要目标。社会学的研究范围广泛，包括了由微观层级的社会行动或人际互动，至宏观层级的社会系统或结构，因此社会学通常跟经济学、政治学、人类学、心理学、历史学等学科并列于社会科学领域之下。

唇腭裂患者由于存在持续的、可见的面部原发性或术后继发性畸形，以及语音、听力、呼吸等功能障碍，他们的日常生活、社交活动常常受到负面影响。因此，社会学研究是唇腭裂相关研究中的一部分，旨在提高患者的生存质量，改善这一弱势人群的社会福祉。

（1）唇腭裂患者及家属的生存质量

新世纪初，WHO 提出了生存质量（QOL）的概念，并指出医疗活动不仅要解除病痛，更高的目标是提高人类的生存质量。这一概念很快就被纳入到多种慢性疾病的疗效考评当中。唇腭裂这种先天性出生缺陷虽不属于慢性疾病，但这一疾病需要长期甚至终身治疗，因而与许多慢性疾病管理类似，患者及其家庭的生存质量的评估十分必要。

针对唇腭裂患者的疾病特点，比起健康相关生存质量评估，口腔健康相关生存质量评估更具有临床意义和测试敏感性。2007年，美国纽约大学的 Broder H 制定并发布了《儿童口腔健康相关生存质量测评量表（COHIP, Child Oral Health Impact Profile）》英文版。此后，荷兰、韩国、英国等多个国家引进该量表，发布了不同的语种版本。2014 年起，四川大学华西口腔医院唇腭裂外科引进该量表，制定了中文版（表 2），并在中国西南片区（四川、贵州、云南）进行正常儿童群体的大样本测试，形成该片区常模数据。同年，北京大学附属口腔医院引进该量表简化版，制定并发布中文版。多个国家及地区的测试表明，唇腭裂患者及家属的生存质量不容乐观，整体生存质量水平及疾病相关的特定方面的生存质量水平均得分较低。2014 年，黄淑媛等测评了唇腭裂儿童的生存质量；2015 年，张艳艳等测评了患者父母的生存质量。结果表明，我国唇腭裂患者及其家属的生存质量亦低于正常人群。有效的干预模式应包括以下内容：家庭功能、社交及情绪控制以及协作策略。

随着生存质量这一概念的推行，唇腭裂患者及家属对疾病治疗效果的要求也逐渐提升。患者及家属对治疗效果的满意程度，日渐成为相关医疗工作者对诊疗服务进行考评的重要指标之一。多个国家及地区的患者及家属对唇腭裂手术效果的满意度调查显示，目前唇腭裂这一疾病的治疗效果总体上能够得到患者及家属的认可，疗效满意度评分普遍较高。然而，在治疗效果的某些细节，仍存在不足，且不同地域的患者的不满诉求不尽一致。例如，在欧洲弗兰德地区的一组调查表明，患者对侧貌外形不甚满意。而英国、希腊以及马来西亚的患者则主要不满意鼻部外形及牙齿排列情况。

2015—2016 年，四川大学华西口腔医院唇腭裂外科对"华西法"唇裂整复术的患者进行了为期一年的连续病例术后效果满意度追踪随访，结果显示患者家属对"华西法"一期唇裂整复术术后即刻效果总体较为满意。在区分面部区域的形态满意度评定中，患者家属最不满意鼻部外形，最满意的方面是侧貌。直接抚养人与患者的监护关系显著影响家属对唇裂整复术的术后效果满意度评分。不同的监护关系下，唇部、鼻部形态满意度评分从高到低依次为：祖父母、父亲、母亲。伴发腭裂的唇裂患者术后效果满意度评分高于不伴腭裂的唇裂患者。腭裂整复术的实施不影响唇部外形满意度评分。一期唇裂整复术术后一年内，家属对唇部、鼻部形态满意度均保持稳定。目前，针对患者满意程度的经济文化影响因素还尚未明确，未来还需大样本的横向调研以及针对个体的纵向追踪。只有明确了患者满意程度的影响因素，才能更有针对性的采取措施提升患者的治疗满意度，促进患者的生存质量提高。

（2）唇腭裂患者的就医需求与疾病认知

唇腭裂是一种先天性发育畸形，除了造成面部外形缺损，患者的语音、听力、进食等功能也常受影响。因此，唇腭裂需要进行序列治疗，即在患者从出生到成人的每一个生长发育阶段，有计划地分期治疗其相应的形态、功能和心理缺陷。这种围绕疾病采取综合治疗的模式需要多学科医师的参与配合，具体涉及的学科包括口腔颌面外科、口腔正畸科、耳鼻咽喉科、语言病理学、心理学以及社会工作者等。治疗环节多，持续时间长，复诊频率高，是唇腭裂序列治疗的特点，同时也造成了部分患者就医困难。患者及患者家属对唇腭裂序列治疗的认知程度参差不齐，部分患者缺乏相关的专业知识，常常导致错过某个或某几个治疗环节的最佳治疗时机。

2014—2016 年，四川大学华西口腔医院唇腭裂外科的医护人员，走访调查了 150 个唇腭裂患者家庭，掌握他们对唇腭裂这一疾病以及唇腭裂序列治疗的认知程度，并了解他们的就医体验及需求，以求持续改善我院的医疗服务水平，并在该种疾病的社会公益宣教中发挥作用。此次调查发现：大多数的患者及家属对唇腭裂序列治疗的具体环节欠缺基本的了解，仅有 23% 的患者能准确说出各个治疗环节的时间节点；近半数（48%）的患者家属不能判别唇腭裂患儿术后是否还存在语音障碍，导致延误就医；然而仅有 27% 的患者及家属愿意寻求医师的专业咨询，其余患者及家属则更愿意通过自行阅读书籍或查询网络资源了解相关专业知识。针对这些现象，四川大学华西口腔医院唇腭裂外科与影视、出版社等合作，拍摄围手术期的宣教视频，并制作唇腭裂教育宣传单（图 119）。

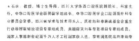
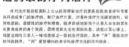

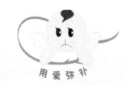
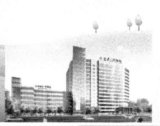
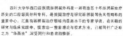

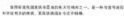

图 119 四川大学华西口腔医院唇腭裂外科健康教育宣传单

54. 产前诊断有助于识别唇腭裂，但这一医学伦理问题值得思考

医学伦理学是运用一般伦理学原则解决医疗卫生实践和医学发展过程中的医学道德问题和医学道德现象的学科，它是医学的一个重要组成部分，又是伦理学的一个分支。医学伦理学是运用伦理学的理论、方法研究医学领域中人与人、人与社会、人与自然关系的道德问题的一门学问。

（1）产前诊断与人工流产

产前诊断是现代医学的一大进步，许多先天性发育缺陷经过产前诊断，可选择适当时机进行宫内治疗，或知情选择终止妊娠。目前，唇腭裂的产前诊断率较低，常规产检中唇裂的检出率为 6% ～ 27%，腭裂的检出率低于 7%。

唇腭裂，特别是唇裂的产前诊断，在西方国家引起了医学伦理学的辩论。辩论的议题包括：带有先天性面容缺陷的婴儿应该被放弃还是被接受？严重程度达到什么程度才能作为患儿被流产的标准？在不影响功能的情况下，面部畸形是否一定需要手术治疗？卫生经济学政策应该如何向包括唇腭裂患者在内的先天性疾病患者倾斜？这些问题经过长久的争论，在世界范围内并为达成一致。伦理学问题与社会学、经济学、文化生态等多种议题交错联系，人类将在这类问题上持续的思考。

（2）治疗决策

唇腭裂序列治疗即在患者从出生到长大成人的每一个生长发育阶段，有计划地分期治疗其相应的形态、功能和心理缺陷。

这种围绕疾病采取综合治疗的模式需要多学科医师的参与配合，具体涉及的学科包括口腔颌面外科、口腔正畸科、耳鼻咽喉科、语言病理学、心理学以及社会工作者等。在长期的治疗过程中，患者、患者家属、医疗团队三者在治疗决策中的地位与话语权不断发生变化。仅有很少的研究涉及唇腭裂治疗决策这一问题。Turner 等报道，高达 23% 的青少年唇腭裂患者（15 岁）以及 15% 的患者家属（患者年龄不限）认为，他们在治疗决策中毫无话语权，任凭医疗团队处置。另有研究表明，患者在治疗决策中的话语权越弱，他们越不满意治疗效果。近期的调查进一步证实了这一点，并且指出，除外成年患者、青少年患者，学龄期的儿童患者也应该更多地参与到治疗决策当中，患者在治疗决策中的话语权越强，他们越倾向于满意治疗效果。

表2 《儿童口腔健康相关生存质量测评量表》中文版

儿童口腔健康相关生存质量问卷（儿童自评）

你好！

非常感谢你参与并完成我们的问卷。下面是一些关于你的口腔健康的问题。请你认真阅读每一个题目，并选出一个你认为最符合过去三个月中你的牙齿、嘴唇和脸状况的选项。选项没有正确与错误之分，请根据你的情况如实填写。

例如：

在过去三个月中，你会因为自己的牙齿、嘴唇或脸感到害羞或不好意思吗？

从来没有	几乎没有	偶尔	经常	几乎所有时间
□	□	□	□	□

如果你会因为自己的<u>牙齿、嘴唇或脸</u>感到害羞或不好意思，请根据自己的情况选择合适的答案，在方框里打√；如果你为了<u>其他</u>的<u>原因</u>感到害羞或不好意思，请选择"从来没有"。

注意事项：

★ 如实回答每一题。

★ 独立完成问卷，回答过程中不与其他人讨论问卷中的题目。

★ 在回答每一题之前，请确定：某种情况的发生确实是因为我的<u>牙齿、嘴唇或脸</u>吗？

★ 选择最能表明<u>过去三个月</u>你的情况的选项。

在过去的三个月中	从来没有	几乎没有	偶尔	经常	几乎所有时间
1 牙齿疼痛	☐	☐	☐	☐	☐
2 用嘴呼吸，或是睡觉时打呼噜	☐	☐	☐	☐	☐
3 牙齿变色，或是牙齿上有斑点	☐	☐	☐	☐	☐
4 牙齿发生扭转，或是牙齿之间有缝隙	☐	☐	☐	☐	☐
5 嘴唇周围或口内疼痛	☐	☐	☐	☐	☐
6 感到呼吸不畅	☐	☐	☐	☐	☐
7 牙龈出血	☐	☐	☐	☐	☐
8 吃东西时食物粘在牙上或塞在牙缝中	☐	☐	☐	☐	☐
9 当牙齿遇到冷、热刺激时感到敏感或酸痛	☐	☐	☐	☐	☐
10 口干或嘴唇干燥	☐	☐	☐	☐	☐
11 啃咬和咀嚼苹果、瘦肉等食物时难以咬断嚼烂	☐	☐	☐	☐	☐
12 对自己的牙齿、嘴唇或脸感到<u>不满意或难过</u>	☐	☐	☐	☐	☐
13 由于牙齿、嘴唇或脸的原因<u>不能去上学</u>	☐	☐	☐	☐	☐
14 对自己的牙齿、嘴唇或脸感到<u>满意或自信</u>	☐	☐	☐	☐	☐
15 由于牙齿、嘴唇或脸的原因吃东西时感到困难	☐	☐	☐	☐	☐
16 由于牙齿、嘴唇或脸的原因感到<u>焦虑或担心</u>	☐	☐	☐	☐	☐

		从来 没有	几乎 没有	偶尔	经常	几乎所 有时间
17	由于牙齿、嘴唇或脸的原因觉得<u>不好意思或害羞</u>	☐	☐	☐	☐	☐
18	由于牙齿、嘴唇或脸的原因<u>无法集中精力学习</u>	☐	☐	☐	☐	☐
19	由于牙齿、嘴唇或脸的原因<u>不喜欢</u>对其他小朋友笑	☐	☐	☐	☐	☐
20	由于牙齿、嘴唇或脸的原因<u>睡不好觉</u>	☐	☐	☐	☐	☐
21	由于牙齿、嘴唇或脸的原因<u>不愿意在课堂上发言</u>	☐	☐	☐	☐	☐
22	由于牙齿、嘴唇或脸的原因被其他小朋友<u>欺负、取外号</u>	☐	☐	☐	☐	☐
23	由于牙齿、嘴唇或脸的原因<u>不能准确发出某些音</u>	☐	☐	☐	☐	☐
24	由于牙齿、嘴唇或脸的原因觉得自己看起来<u>不一样</u>	☐	☐	☐	☐	☐
25	别人不能听清楚或理解我说的话	☐	☐	☐	☐	☐
26	觉得自己的牙齿、嘴唇或脸长得<u>漂亮</u>	☐	☐	☐	☐	☐
27	由于牙齿、嘴唇或脸的原因难以<u>保持牙齿清洁</u>	☐	☐	☐	☐	☐
28	担心别人对我的牙齿、嘴唇或脸有看法	☐	☐	☐	☐	☐
29	当别人问起有关我的牙齿、嘴唇或脸的问题时，觉得 <u>不舒服甚至焦虑</u>	☐	☐	☐	☐	☐
30	由于牙齿、嘴唇或脸的原因<u>不想去上学</u>	☐	☐	☐	☐	☐
30c	对他人关于我牙齿、嘴唇或脸的看法很<u>敏感甚至害怕</u>	☐	☐	☐	☐	☐

下面是关于您的牙齿、嘴唇、脸、以及全身健康状况的问题。请认真阅读，并选出一个最符合您的情况的选项。选项没有正确与错误之分，请根据您的情况如实填写。

		完全 不符合	不太 符合	不明确	大致 符合	完全 符合
31	我的牙齿长得很好	☐	☐	☐	☐	☐
32	我相信，长大以后我的牙齿会长得很好	☐	☐	☐	☐	☐
33	我相信，长大以后我的身体会很健康	☐	☐	☐	☐	☐
34	自我感觉很良好	☐	☐	☐	☐	☐
35	当我完成了我的牙齿、嘴唇或脸的治疗后，我会觉得 自己变得<u>更好了</u>	☐	☐	☐	☐	☐
36	对将要接受的关于牙齿、嘴唇或脸的治疗感到<u>紧张</u>	☐	☐	☐	☐	☐

	很差	不太好	一般	良好	非常好
37 总体上，我觉得我的身体健康状况怎么样？	□	□	□	□	□

感谢您完成我们的问卷！

儿童口腔健康相关生存质量问卷（家长用）

你好！

非常感谢您参与并完成我们的问卷。下面是一些关于您孩子口腔健康的问题。请您认真阅读每一个题目，并选出一个您认为最符合过去三个月中您孩子牙齿、嘴唇和脸颊状况的选项。选项没有正确与错误之分，请根据您孩子的情况如实填写。

例如：

在过去三个月中，您的孩子会因为他的牙齿、嘴唇或脸感到害羞或不好意思吗？

从来没有	几乎没有	偶尔	经常	几乎所有时间
□	□	□	□	□

如果您的孩子会因为他的牙齿、嘴唇或脸感到害羞或不好意思，请根据实际情况选择合适的答案，在方框里打√；如果您的孩子为了其他的原因感到害羞或不好意思，请选择"从来没有"。

注意事项：

★ 如实回答每一题。

★ 独立完成问卷，回答过程中不与其他人讨论问卷中的题目。

★ 在回答每一题之前，请确定：某种情况的发生确实是因为您孩子的牙齿、嘴唇或脸吗？题项所列出的情况均是针对您的孩子，与您的自身情况无关。

★ 选择最能表明过去三个月您孩子的情况的选项。

在过去的三个月中，您的孩子	从来没有	几乎没有	偶尔	经常	几乎所有时间
1 牙齿疼痛	☐	☐	☐	☐	☐
2 用嘴呼吸或是睡觉时打呼噜	☐	☐	☐	☐	☐
3 牙齿变色或是牙齿上有斑点	☐	☐	☐	☐	☐
4 牙齿发生扭转或是牙齿之间有缝隙	☐	☐	☐	☐	☐
5 嘴唇周围或口内疼痛	☐	☐	☐	☐	☐
6 感到呼吸不畅	☐	☐	☐	☐	☐
7 牙龈出血	☐	☐	☐	☐	☐
8 吃东西时食物粘在牙上或塞在牙缝中	☐	☐	☐	☐	☐
9 当牙齿遇到冷、热刺激时感到敏感或酸痛	☐	☐	☐	☐	☐
10 口干或嘴唇干燥	☐	☐	☐	☐	☐
11 啃咬和咀嚼苹果、瘦肉等食物时难以咬断嚼烂	☐	☐	☐	☐	☐
12 孩子对他自己的牙齿、嘴唇或脸感到<u>不满意或难过</u>	☐	☐	☐	☐	☐
13 由于牙齿、嘴唇或脸的原因<u>不能</u>去上学	☐	☐	☐	☐	☐
14 孩子对他自己的牙齿、嘴唇或脸感到<u>满意或自信</u>	☐	☐	☐	☐	☐
15 由于牙齿、嘴唇或脸的原因吃东西时感到困难	☐	☐	☐	☐	☐
16 孩子由于牙齿、嘴唇或脸的原因感到<u>焦虑或担心</u>	☐	☐	☐	☐	☐
17 孩子由于牙齿、嘴唇或脸的原因觉得<u>不好意思或害羞</u>	☐	☐	☐	☐	☐
18 孩子由于牙齿、嘴唇或脸的原因<u>无法集中精力学习</u>	☐	☐	☐	☐	☐
19 孩子由于牙齿、嘴唇或脸的原因<u>不喜欢</u>对其他小朋友笑	☐	☐	☐	☐	☐
20 孩子由于牙齿、嘴唇或脸的原因<u>睡不好觉</u>	☐	☐	☐	☐	☐
21 孩子由于牙齿、嘴唇或脸的原因<u>不愿意在课堂上发言</u>	☐	☐	☐	☐	☐
22 孩子由于牙齿、嘴唇或脸的原因被其他小朋友<u>欺负、取外号</u>	☐	☐	☐	☐	☐
23 孩子由于牙齿、嘴唇或脸的原因<u>不能准确发出某些音</u>	☐	☐	☐	☐	☐
24 孩子由于牙齿、嘴唇或脸的原因觉得自己看起来<u>不一样</u>	☐	☐	☐	☐	☐
25 别人不能听清楚或理解您的孩子说的话	☐	☐	☐	☐	☐

		从来没有	几乎没有	偶尔	经常	几乎所有时间
26	孩子自己觉得牙齿、嘴唇或脸长得<u>漂亮</u>	☐	☐	☐	☐	☐
27	由于牙齿、嘴唇或脸的原因<u>难以保持牙齿清洁</u>	☐	☐	☐	☐	☐
28	孩子担心别人对他的牙齿、嘴唇或脸有看法	☐	☐	☐	☐	☐
29	当别人问起有关牙齿、嘴唇或脸的问题时，孩子觉得<u>不舒服甚至焦虑</u>	☐	☐	☐	☐	☐
30	由于牙齿、嘴唇或脸的原因<u>不想去上学</u>	☐	☐	☐	☐	☐
30c	孩子对他人关于牙齿、嘴唇或脸的看法很<u>敏感</u>甚至<u>害怕</u>	☐	☐	☐	☐	☐

下面是关于您孩子的牙齿、嘴唇、脸、以及全身健康状况的问题。请认真阅读，并选出一个最符合您的看法的选项。选项没有正确与错误之分，请根据您的情况如实填写。

		完全不符合	不太符合	不明确	大致符合	完全符合
31	我的孩子牙齿长得很好	☐	☐	☐	☐	☐
32	我相信，孩子长大以后牙齿会长得很好	☐	☐	☐	☐	☐
33	我相信，孩子长大以后身体会很健康	☐	☐	☐	☐	☐
34	孩子的自我感觉很良好	☐	☐	☐	☐	☐
35	当完成了牙齿、嘴唇或脸的治疗后，孩子会觉得自己变得更好了	☐	☐	☐	☐	☐
36	对将要接受的关于牙齿、嘴唇或脸的治疗，孩子感到<u>紧张</u>	☐	☐	☐	☐	☐

		很差	不太好	一般	良好	非常好
37	总体上，我觉得孩子的<u>身体健康状况</u>怎么样？	☐	☐	☐	☐	☐
38	总体上，我觉得孩子的<u>口腔健康状况</u>怎么样？	☐	☐	☐	☐	☐

感谢您完成我们的问卷！

（制图：哈品）

矫正化妆技术可适用于部分唇裂二期鼻唇畸形的患者

　　口唇是一个多功能的混合性器官，同时也是最具色彩、表情和动感的部位。口唇的结构主要由上下颌骨、牙齿、口轮匝肌、上下嘴唇、人中等组成。牙齿和上下颌骨构成嘴部外在造型的框架，而口轮匝肌附在这一骨架之上，人中位于口轮匝肌之上，最外部由皮肤覆盖。

55. 唇的结构

　　口唇分为上唇和下唇，闭合处的缝称口裂，两端有口角。位于面下 1/3。上唇的表面有人中、唇缘弓、唇珠 3 个重要结构（图120）。

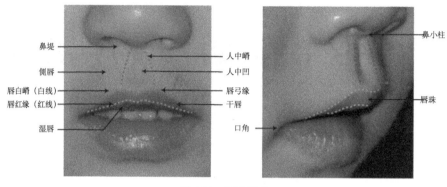

鼻堤
侧唇
唇白嵴（白线）
唇红缘（红线）
湿唇
人中嵴
人中凹
唇弓缘
干唇
鼻小柱
唇珠
口角

图 120　唇的结构

56. 唇的形态

唇的形态因种族、地区、个体、性别、年龄及遗传等因素而呈现出不同特征。因此唇的美观与诸多因素相关。一个所谓的完美最佳唇形，并不适合于所有的人，唇形的美与丑，不能脱离每个人的具体特征与气质，只有与其脸型、五官协调，并符合其性格气质的唇型，才能形成好看漂亮的口唇。而且随着人们审美观念的转变，美的观念也有所不同。以往我国古代以"樱桃小嘴"来形容女性口唇的美，而现代却有很多人认识女性"嘴大一些才显得更漂亮，更立体，更有活力"。

唇通常多以唇正面、侧面，唇的高度、厚度等来衡量唇的形态美学特征。

唇的正面观：当上、下唇轻轻闭拢，从正面观看唇形轮廓时可分为 3 型：方唇、扁平唇、圆唇。

上唇高度：按上唇皮肤的高度（鼻小柱根部至唇峰的距离）

不包括唇红，我国成年人上唇的平均高度是 13 ～ 20mm。

低上唇：上唇高度不超过 12mm。

中上唇：上唇高度在 12 ～ 19mm。

高上唇：上唇高度超过 19mm。

唇厚度：指口唇轻闭时，上、下红唇中央部的厚度。分 4 型：

薄唇：厚度在 4mm 以下。

中厚唇：厚度在 5 ～ 8mm。

厚唇：厚度在 9 ～ 12mm。

厚凸唇：厚度在 12mm 以上。

上、下唇厚度普遍不一致，黑种人普遍厚唇多，白种人薄唇多，而黄种人居中。中国人上唇厚度平均为 5 ～ 8mm，下唇厚度为 10 ～ 13mm。下唇一般比上唇厚，男性比女性厚 2 ～ 3mm。

57. 唇裂术后畸形特点

唇裂患者可在 3 个月时行初期的唇裂修复术，但随着患者颜面部的生长发育，以及患者自身条件或医疗水平所限，初期唇裂手术术后往往仍然会存在一定的术后继发畸形，一般包括鼻部畸形和唇部畸形。

根据作者对我科一组 60 例唇裂术后患者继发畸形的观察分析发现，其唇畸形主要包括（见表 3）：

表3　60 例唇裂术后继发畸形分布

特征	例数
瘢痕明显（白唇或红唇）	53
人中不显	50
唇峰不显或唇峰不对称	44
唇珠缺如	9
口哨畸形	8
红唇不显	3
唇弓缘不连续	20
裂隙侧上唇过紧	11
裂隙侧上唇过长	7
红唇下掉	15

其中畸形表现最为常见的有：瘢痕明显、人中不显、唇峰不显或唇峰不对称、唇弓缘不连续。

传统的常规解决方案是通过再次手术，彻底的肌肉解剖等手术方式来重建唇弓，恢复唇峰对称性，从而解决这些问题，但手术会存在一定的弊端，如不可避免的手术、麻醉风险，术后新增疤痕，患者其自身条件限制致手术难度大，以及手术效果的不确定性。

是否一定要通过手术来解决这些问题，有没有一些简单易操作且创伤较小的解决方法呢？基于现代美妆美容相关技术的发展，其实是可以通过一些美妆或美容技术来改善部分术后唇部继发的畸形。

58. 唇部化妆的概述

美的唇形主要特点是轮廓清晰，唇峰、嘴角、下唇底部等各个关键点的位置准确，而白唇部分的人中嵴和人中凹若能较明显地呈现出来，更增加了唇部的立体感。唇部色彩的原则一般是要求与服装的色彩、腮红的颜色相协调。不管选用什么色彩，都要因人而异、因妆而异，因需而异。正常人群描化嘴唇时，不建议刻意描大或描小嘴唇，只应在原型的基础上作适当的扩大或缩小。

唇裂术后继发唇部畸形的患者因其唇部自身的缺陷或不足，则需在常规的唇部化妆原则与基础上做一定的调整与尝试，才能就唇裂术后继发的唇部畸形进行适当有效的唇部修饰，从而达到较满意的效果。

（1）红唇部畸形特点

红唇部畸形的特点包括：①唇峰不对称或唇峰不显；②红唇不显；③唇弓不连续。

（2）红唇部畸形治疗操作要点

1）唇峰不对称

①患侧唇峰较健侧低，且上下嘴唇厚度比例协调时：依据健侧唇峰对称性的在患侧唇弓处定点唇峰。首先用适合的口红颜色定点患侧唇峰，再对称性的描绘出唇部妆容（图121）。

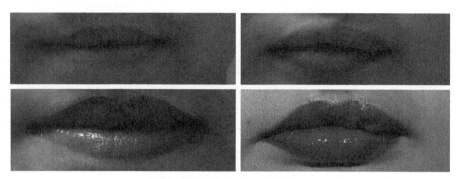

图121 唇峰不对称的改善方式

②患侧唇峰较健侧高，两侧唇峰高度差距在 1mm 以内，且上下嘴唇厚度比例协调时：依据患侧唇峰对称性的在健侧唇弓处定点唇峰。首先用适合的口红颜色定点健侧唇峰，再对称性的描绘出唇部妆容（图 122）。

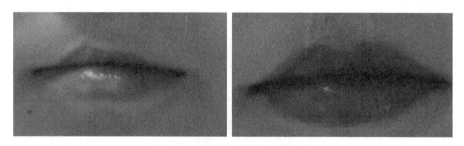

图122 唇峰不对称的改善方式

③患侧唇峰较健侧高，两侧唇峰高度差距大于 1mm，且上下嘴唇厚度比例协调时：依据健侧唇峰对称性的在患侧侧唇弓处定点唇峰。必须先用粉底液、遮瑕膏涂抹嘴唇，淡化其患侧较高的唇峰，再选择适宜的口红颜色定点患者唇峰，再对称性的描绘出唇部妆容（图 123）。

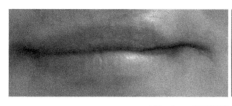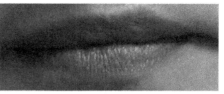

图 123　唇峰不对称的改善方式

④上唇厚度较薄时，可健侧照顾患侧，适当的将健侧唇峰向上扩展 1～2mm，对称性的定点好健侧唇峰后再描绘出唇部妆容（图 124）。

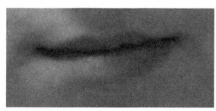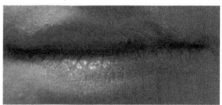

图 124　唇峰不对称的改善方式

⑤上唇菲薄或上唇过厚，常见于双侧唇裂术后病人唇部畸形，应参照下唇的厚度（下唇比上唇厚 2～5mm），协调的定点唇峰，再对称性的描绘出唇部妆容（图 125）。

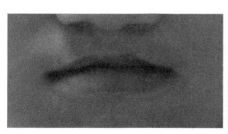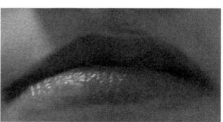

图 125　唇峰不对称的改善方式

2）红唇不显或唇弓不连续

①整个上唇红唇不显或不连续，可先标出五个标记点，即唇谷（中心点）、唇峰（两侧最高点）和唇坡（两过标志点），以便检查间距是否相等，再选择合适颜色的口红完成唇部妆容（图126）。

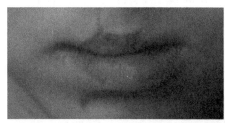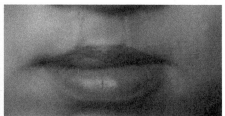

图126　红唇不显或唇弓不连续

②部分上唇红唇不显或不连续：依据健侧唇峰定点，健侧唇弓缘化患侧唇弓缘再选择合适颜色的口红完成唇部妆容（图127）。

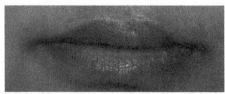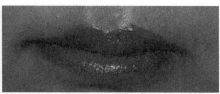

图127　红唇不显或唇弓不连续

3）瘢痕明显

红唇瘢痕及红唇切迹，一般很难通过化妆来遮盖住，但白唇瘢痕较轻者可通过化妆的方法得到一定程度的缓解。操作方法介绍：遮瑕膏：一般常规进行粉底液打底后，再选用比白唇本身肤色稍深的色系遮瑕膏来遮盖白唇瘢痕。当然此方法只针对白唇部位瘢痕较轻，且易于进行化妆操作的部位。如在鼻底窝下的白唇瘢痕遮盖难度较大，而红唇的切迹瘢痕是很难通过唇部化妆修饰而掩盖或修饰的（图128）。

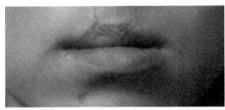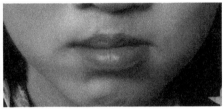

图128　白唇瘢痕较轻者可通过化妆的方法得到一定程度的缓解

4）人中凹不显或人中嵴不显

可用高光笔或浅色唇线笔依据健侧人中嵴勾勒出患侧人中嵴，同时将少量阴影粉或遮瑕膏在人中凹打阴影，利用光影，来达到重塑人中嵴和人中凹的目的（图129）。

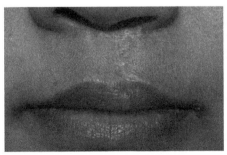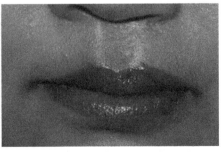

图129　人中凹不显或人中嵴不显改善方法

59. 唇部纹唇术

主要针对唇红或唇红线因先天性因素致不整齐或缺损的情况，如唇红过厚、过薄或还有其他形态或色泽上的不良瑕疵，以文制唇线或唇红予以隐视（图 130）。

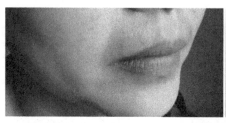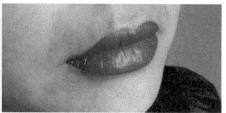

图 130　纹唇

（1）纹唇适应证

1）先天性唇形不理想，唇峰不明显。

2）唇红线不清楚，有断裂或缺损者。

3）唇缘严重缺损不齐，唇薄，长短不成比例。

4）因贫血、心脏及循环系统病变而造成的口唇色泽明显暗淡者。

5）为了美容，增加唇的美观和立体感。

（2）纹唇唇形的选择

1）上、下唇过薄或口裂较小者：应采用扩唇术，即在设计唇形时，在其原有的唇轮廓基础上，扩出 1mm 左右的宽度，并将唇峰纹得圆润而流畅，为了使扩出部分皮肤的颜色与唇黏膜颜色相衔接，不但要纹唇线，还要纹全唇，才可使扩出的部分与整个唇融合为一个整体。

2）上、下唇过厚者：可采用缩唇术，即在设计唇形时，将上、下唇线均向内缩进约 1mm，并用深于唇红的纹唇液（如朱红、或加浅咖啡色的调配液）进行纹饰，方可在唇黏膜上形成一条清晰的唇轮廓线。

3）两嘴角下垂者：重点应使两侧口角部的上轮廓线向外上提高，但也不应脱离红唇太多。

4）唇形模糊不清者：先根据鼻尖及人中沟，将唇谷及唇峰的位置选定，之后文出清晰的唇峰及流畅自然的唇弓缘即可。

5）唇尖突者：首先应将唇峰的高度降低，唇峰棱角改为圆平，唇谷应适当提高，唇弓缘的弧度应平缓平直。

（3）纹唇手术步骤

1）纹绣医师根据求美者的脸型、五官、唇形、职业特点及个人性格喜好，设计出求美者满意的唇形。

2）纹绣医师根据求美者的肤色、唇色及个人喜好选择适宜的颜色。

3）纹绣医师洗手后将唇部以及周围皮肤用浓度为 75% 的酒精棉球消毒。

4）纹绣医师通过纹绣仪器将色料刺入皮肤，做完一遍后，棉球擦去浮色，观察上色情况，然后边敷麻药边重复操作，直到患者满意。

5）需要做全唇的，会根据求美者的肤色、唇色及个人喜好调配好唇内的颜色，继续操作至全部完成。

（4）纹唇不良反应

纹唇可能引起的并发症：唇部肌肤红肿过敏。纹唇后唇部颜色多于纹唇术后 2 年左右颜色变淡或脱落，此时需再次行纹唇手术。且一般在纹唇术术后半年左右才能进行再一次的纹唇或外科修复手术。

随着现代美容美妆技术的日益成熟与发展，唇裂术后二期唇畸形的一些较轻微的畸形，可顺势运用美容美妆的技术加以修饰与"伪装"，在唇峰不对称、唇弓不连续、红唇不显、轻微白唇瘢痕等方面有较为明显的效果，为唇腭裂患者提供了除外科手术外的另一选择。

但美容美妆技术在唇珠缺失、口哨畸形、红唇下掉，红唇瘢痕切迹以及鼻部畸形等方面暂无较理想的应对方案。

（制图：陈丽先）

参考文献

1. 石冰, 胥毅. 唇裂手术评估与术式改进的关系. 口腔颌面外科杂志, 2013, 23(3): 159-162.

2. Sharma VP, Bella H, Cadier MM, et al. Outcomes in facial aesthetics in cleft lip and palate surgery: a systematic review. Journal of plastic, reconstructive & aesthetic surgery, 2012, 65(9): 1233-1245.

3. Ayoub A, Garrahy A, Millett D, et al. Three-dimensional assessment of early surgical outcome in repaired unilateral cleft lip and palate: part 2. Lip changes. The Cleft palate-craniofacial journal, 2011, 48(5): 578-583.

4. Liao YF, Hsieh YJ, Chen IJ, et al. Comparative outcomes of two nasoalveolar molding techniques for unilateral cleft nose deformity. Plastic and reconstructive surgery, 2012, 130(6): 1289-1295.

5. Mulliken JB, LaBrie RA. Fourth-dimensional changes in nasolabial dimensions following rotation-advancement repair of unilateral cleft lip. Plastic and reconstructive surgery, 2012, 129(2): 491-498.

6.Chou PY, Luo CC, Chen PK, et al. Preoperative lip measurement in patients with complete unilateral cleft lip/palate and its comparison with norms. Journal of plastic, reconstructive &aesthetic surgery, 2013, 66(4): 513-517.

7.Tse R, Booth L, Keys K, et al. Reliability of nasolabial anthropometric measures using three-dimensional stereophotogrammetry in infants with unrepaired unilateral cleft lip. Plastic and reconstructive surgery, 2014, 133(4): 530-542.

8.Russell AJ, Patel KB, Skolnick GB, et al. The use of an inferior pennant flap during unilateral cleft lip repair improves lip height symmetry. Plastic and reconstructive surgery, 2015, 136(5): 1046-1053.

9.Kluba S, Bopp C, Bacher M, et al. Morphological analysis of the lip and nose following cleft lip repair with simultaneous partial primary rhinoplasty: A prospective study over 4 years. Journal of cranio-maxilla-facial surgery, 2015, 43(5): 599-605.

10.Lonic D, Morris DE, Lo LJ. Primary overcorrection of the unilateral cleft nasal deformity: quantifying the results. Annals of plastic surgery, 2016,77(1):s25-s29.

11.He X, Shi B, Li S, et al. A geometrically justified rotation advancement technique for the repair of complete unilateral cleft lip. Journal of plastic, reconstructive &aesthetic surgery, 2009, 62(9): 1154-1160.

12.Xing H, Bing S, Kamdar M, et al. Changes in lip 1 year after modified Millard repair. International journal of oral and maxillofacial surgery, 2008, 37(2): 117-122.

13.Zhang R, Li J, Zheng Q, et al. Symmetry in nasolabial area of UCCL patients one year after primary lip repair with modified Millard technique. Oral surgery, oral medicine, oral pathology and oral radiology, 2012, 114(5): s11-s18.

14.Xu Y, Li J, Zhao S, et al. Accuracy of a plastic facial cast fabricated with a custom tray in comparison with cone beam computed tomography. Oral surgery, oral medicine, oral pathology and oral radiology, 2014, 117(3): e238-e245.

15.Xu Y, Li J, Zhao S, et al. Four-dimensional changes of nasolabial positions in unilateral cleft lip and palate. Journal of craniofacial surgery, 2013, 24(2): 473-478.

16. 石冰. 中国人唇裂鼻畸形整复的思路与术式设计. 华西口腔医学杂志, 2012,30(2): 111-114,118.

17.Garfinkle JS, King TW, Grayson BH, et al. A 12-year anthropometric evaluation of the nose in bilateral cleft lip-cleft palate patients following nasoalveolar molding and cutting bilateral cleft lip and nose reconstruction. Plastic and reconstructive surgery, 2011, 127(4): 1659-1667.

18.Liao YF, Wang YC, Chen IJ, et al. Comparative outcomes of two nasoalveolar molding techniques for bilateral cleft nose deformity. Plastic and reconstructive surgery, 2014, 133(1): 103-110.

19.Russell JH, Kiddy HC, Mercer NS. The use of SymNose for quantitative assessment of lip symmetry following repair of complete bilateral cleft lip and palate. Journal of cranio-maxilla-facial surgery, 2014, 42(5): 454-459.

20.Hentges F, Hill J, Bishop DV, et al. The effect of cleft lip on cognitive development in school-aged children: a paradigm for examining sensitive period effects. J Child Psychol Psychiatry, 2011, 52(6): 704-712.

21. Parsons CE, Young KS, Mohseni H, et al. Minor structural abnormalities in the infant face disrupt neural processing: a unique window into early caregiving responses.

Social neuroscience,2013, 8(4): 268-274.

22. 龚彩霞, 郑谦, 石冰. 唇腭裂患儿家长心理治疗前后的量表分析及评估. 华西口腔医学杂志,2011, 29(1): 36-38.

23.Ha P, Zhuge XQ, Zheng Q, et al. Behavioral pattern in Chinese school-aged children with cleft lip and palate. Asian pacific journal of tropical medicine,2013,6(2): 162-166.

24. 哈品, 郑谦. 唇腭裂相关心理学研究的历史和现状及展望. 国际口腔医学杂志,2014,41(3): 355-357.

25. 石冰, 郑谦, 龚彩霞, 等. 唇腭裂序列治疗丛书: 唇腭裂心理咨询与治疗. 北京: 人民军医出版社, 2015.

26.Ward JA, Vig KW, Firestone AR, et al. Oral health-related quality of life in children with orofacial clefts. Cleft Palate Craniofac J,2013, 50(2): 174-181.

27.Ahn YS, Kim HY, Hong SM, et al. Validation of a korean version of the child oral health impact profile (COHIP) among 8- to 15-year-old school children.International journal of paediatric dentistry,2012 22(4):292-301.

28.Li C, Xia B, Wang Y, et al. Translation and psychometric properties of the chinese (mandarin) version of the child oral health impact profile-short form 19 (COHIP-SF 19) for school-age children. Health and qualitylife outcomes,2014 , 30(12): 169.

29.Bos A, Prahl C.Oral health-related quality of life in Dutch children with cleft lip and/or palate. Angle Orthod,2011 , 81(5):865-871.

30.Paiva TS, Andre M. Evaluating aesthetics of the nasolabial region in children with cleft lip and palate: professional analysis and patient satisfaction. Patient Prefer

Andadherence, 2012,6: 781-787.

31.Van Lierde KM, Dhaeseleer E,Luyten A,et al. Parent and child ratings of satisfaction with speech and facial appearance in Flemish pre-pubescent boys and girls with unilateral cleft lip and palate. Int J Oral Maxillofac Surg, 2012. 41(2): 192-199.

32.Gkantidis N, Papamanou DA, Karamolegkou M,et al. Esthetic, functional, and everyday life assessment of individuals with cleft lip and/or palate. Biomedical research international,2015,5: 103-105.

33.Bemmels H, Biesecker B, Schmidt JL, et al. Psychological and social factors in undergoing reconstructive surgery among individuals with craniofacial conditions: an exploratory study. Cleftpalate-craniofacial journal,2013,50(2): 158–167.

34.Kapp-Simon KA, Edwards T, Ruta C, et al. Shared surgical decision making and youth resilience correlates of satisfaction with clinical outcomes. Journal of craniofacial surgery, 2015,26(5): 1574-1580.

35.Roussel LO, Myers RP, Girotto JA. The millard rotation-advancement cleft lip repair: 50 years of modification. The cleft palate-craniofacial journal, 2015,52(6):188-195.

36.Balkin DM, Samra S, Steinbacher DM. Immediate fat grafting in primary cleft lip repair. Journal of plastic, reconstructive &aesthetic surgery, 2014, 67(12): 1644-1650.

37. 石冰 . 单侧唇裂的个体化整复 . 国际口腔医学杂志 , 2015, 42(5): 497-502.

38.Henry C, Samson T, Mackay D. Evidence-based medicine: the cleft lip nasal deformity. Plast Reconstr Surg, 2014 ,133(5):1276-1288.

39.Fisher MD, Fisher DM, Marcus JR. Correction of the cleft nasal deformity: from infancy to maturity. Clinics in plastic sugery,2014 ,41(2):283-299.

40.Sharma VP, Bella H, Cadier MM,et al. Outcomes in facial aesthetics in cleft lip and palate surgery: a systematic review. Journal of plasic,reconstructive & aesthetic surgery, 2012,65(9):1233-1245.

41.Bell A, Lo TW, Brown D, et al, Three-dimensional assessment of facial appearance following surgical repair of unilateral cleft lip and palate. Cleft palate-craniofacial journal,2014,51(4):462-471.

42.Mercado A, Russell K, Hathaway R,et al. The Americleft study: an inter-center study of treatment outcomes for patients with unilateral cleft lip and palate part 4. Nasolabial aesthetics. Cleft palate-craniofacial journal,2011,48(3):259-264.

43.Nakamura N, Okawachi T, Nishihara K,et al.Surgical technique for secondary correction of unilateral cleft lip-nose deformity: clinical and 3-dimensional observations of preoperative and postoperative nasal forms. Journal of oral and maxillofacial surgery, 2010,68(9):2248-2257.

44.van Loon B, Maal TJ, Plooij JM,et al.3D Stereophotogrammetric assessment of pre- and postoperative volumetric changes in the cleft lip and palate nose.International journal of oral and maxillofacial surgery, 2010,39(6):534-540.

45.Dixon TK, Caughlin BP, Munaretto N, et al. Three-dimensional evaluation of unilateral cleft rhinoplasty results. Facial plastic surgery,2013,29(2):106-115.

46.Desmedt DJ, Maal TJ, Kuijpers MA, et al. Nasolabial symmetry and esthetics in cleft lip and palate: analysis of 3D facial images.Clinicaloral investigations, 2015,19(8):1833-1842.

47.Kuijpers MA, Chiu YT, Nada RM, et al. Three-dimensional imaging methods for quantitative analysis of facial soft tissues and skeletal morphology in patients with orofacial clefts: a systematic review. PLoSone,2014,9(4):e93442.

48.Brons S, van Beusichem ME, Bronkhorst EM, et al. Methods to quantify soft-tissue based facial growth and treatment outcomes in children: a systematic review. PLoSone,2012,7(8): e41898.

49.Ayoub A, Garrahy A, Millett D, et al. Three-dimensional assessment of early surgical outcome in repaired unilateral cleft lip and palate: Part 1. Nasal changes. Cleft palate-craniofacial journal,2011,48(5):571-577.

50.Miyamoto J, Nakajima T. Anthropometric evaluation of complete unilateral cleft lip nose with cone beam CT in early childhood. Journal of plastic, reconstructive & aesthetic surgery,2010, 63(1):9-14.

51.程旭, 石冰. Abbe 瓣术式发展、手术效果评估方法及影响因素. 国际口腔医学杂志, 2015, 42(1):44-47.

52.Koshy JC, Ellsworth WA, Sharabi SE, et al. Bilateral cleft lip revisions: the Abbe flap. Plastic and reconstructive surgery,2010, 126(1): 221-227.

53.Wolfe SA, Nathan NR, MacArthur IR. The Cleft lip nose: primary and secondary treatment. Clinics in plastic surgery, 2016, 43(1): 213-221.

54.Loyo M, Wang TD. Definitive cleft rhinoplasty for unilateral cleft nasal deformity. JAMA facial plastic surgery, 2016, 18(2): 144-145.

55.Metz AS, Pförtner R, Schmeling C, et al. Nasal entrance correction in unilateral cleft lip repair. Journal of Oral and maxillofacial surgery, 2015, 73(10): 2038, e1-. e7.

56.Gundeslioglu AO, Altuntas Z, Inan I, et al. Cleft lip nose correction combining open rhinoplasty with the dibbeltechnique. Journal of craniofacial surgery, 2015, 26(3): 682-686.

57.Wu Y, Mu X, Ding W, et al. Edge locked stitching between nostril Aala and lateral cartilages with a mucochondrialZ-plasty in correction of unilateral cleft nasal deformity in secondary rhinoplasty. Journal of craniofacial surgery, 2015, 26(2): 365-367.

58.Rubin MS, Clouston S, Ahmed MM, et al. Assessment of presurgical clefts and predicted surgical outcome in patients treated with and without nasoalveolar molding. Journal of craniofacial surgery, 2015, 26(1): 71-75.

59.Iliopoulos C, Mitsimponas K, Lazaridou D, et al. A retrospective evaluation of the aesthetics of the nasolabial complex after unilateral cleft lip repair using the Tennison– Randall technique: astudy of 44 cases treated in a single cleft center. Journal of cranio-maxillo-facial surgery, 2014, 42(8): 1679-1683.

60.Wu J, Yin N. Anatomy research of nasolabial muscle structure in fetus with cleft lip: an iodine staining technique based on microcomputed tomography. Journal of craniofacial surgery, 2014, 25(3): 1056-1061.

61.Vyas RM, Warren SM. Unilateral cleft lip repair. Clinics in plastic surgery, 2014, 41(2): 165-177.

62.Kiya K, Oyama T, Taniguchi M, et al. Simultaneous correction of deviated columella and wide nostril floor using the Y-V advancement in unilateral cleft lip nasal deformities. Journal of plastic, reconstructive &aesthetic surgery, 2014, 67(5): 721-724.

63.Pawar SS, Wang TD. Secondary cleft rhinoplasty. JAMA facial plastic surgery,

2014, 16(1): 58-63.

64.Hakim SG, Aschoff HH, Jacobsen HC, et al. Unilateral cleft lip/nose repair using an equal bows/straight line advancement technique–A preliminary report and postoperative symmetry-based anthropometry. Journal of cranio-maxillo-facial surgery, 2014, 42(3): e39-e45.

65.Freeman AK, Mercer NSG, Roberts LM. Nasal asymmetry in unilateral cleft lip and palate. Journal of plastic, reconstructive &aesthetic surgery, 2013, 66(4): 506-512.

66.Janiszewska-Olszowska J, Gawrych E, Wędrychowska-Szulc B, et al. Effect of primary correction of nasal septal deformity in complete unilateral cleft lip and palate on the craniofacial morphology. Journal of cranio-maxillo-facial surgery, 2013, 41(6): 468-472.

67.Hwang K, Kim HJ, Paik MH. Unilateral cleft nasal deformity correction using conchal cartilage lily flower graft. Journal of craniofacial surgery, 2012, 23(6): 1770-1772.

68.Wang H, Fan F, You J, et al. Correction of unilateral cleft lip nose deformity using nasal alar rim flap. Journal of craniofacial surgery, 2012, 23(5): 1378-1381.

69.Agarwal R, Chandra R. Alar web in cleft lip nose deformity: study in adult unilateral clefts. Journal of craniofacial surgery, 2012, 23(5): 1349-1354.

70.Reddy SG, Devarakonda V, Reddy RR. Assessment of nostril symmetry after primary cleft rhinoplasty in patients with complete unilateral cleft lip and palate. Journal of cranio-maxilla-facial surgery, 2013, 41(2): 147-152.

71.Angelos P, Wang T. Revision of the cleft lip nose. Facial plastic surgery, 2012,

28(04): 447-453.

72.Li J, Shi B, Liu K, et al. A preliminary study on the hard-soft tissue relationships among unoperated secondary unilateral cleft nose deformities. Oral surgery, oral medicine, oral pathology and oral radiology, 2012, 113(3): 300-307.

73.Chang L, Wang J, Yu L, et al. Closure of nasal floor by mucosal flaps on the upper lip margin in wide unilateral complete cleft lip. Journal of craniofacial surgery, 2012, 23(3): 866-868.

74.Masuoka H, Kawai K, Morimoto N, et al. Open rhinoplasty using conchal cartilage during childhood to correct unilateral cleft-lip nasal deformities. Journal of plastic, reconstructive &aesthetic Surgery, 2012, 65(7): 857-863.

75.Fudalej P, Katsaros C, Hozyasz K, et al. Nasolabial symmetry and aesthetics in children with complete unilateral cleft lip and palate. British journal of oral and maxillofacial surgery, 2012, 50(7): 621-625.

76.Meltzer NE, Vaidya D, Capone RB. The cleft-columellar angle: auseful variable to describe the unilateral cleft lip-associated nasal deformity. The Cleft palate-vraniofacial journal, 2013, 50(1): 82-87.

77.Lu TC, Lam WL, Chang CS, et al. Primary correction of nasal deformity in unilateral incomplete cleft lip: acomparative study between three techniques. Journal of plastic, reconstructive &aesthetic Surgery, 2012, 65(4): 456-463.

78.van Loon B, Reddy SG, van Heerbeek N, et al. 3D stereophotogrammetric analysis of lip and nasal symmetry after primary cheiloseptoplasty in complete unilateral cleft lip repair. Rhinology, 2011, 49(5): 546-553.

79.Rossell-Perry P, Gavino-Gutierrez AM. Upper double-rotation advancement method for unilateral cleft lip repair of severe forms: classification and surgical technique. Journal of craniofacial Surgery, 2011, 22(6): 2036-2042.

80.Ridgway EB, Andrews BT, LaBrie RA, et al. Positioning the caudal septum during primary repair of unilateral cleft lip. Journal of craniofacial surgery, 2011, 22(4): 1219-1224.

81.Saleh MA, Elshahat A, Emara M, et al. Objective tools to analyze the lower lateral cartilage in unilateral cleft lip nasal deformities. Journal of craniofacial surgery, 2011, 22(4): 1435-1439.

82.Jeong HS, Lee HK, Shin KS. Correction of unilateral secondary cleft lip nose deformity by a modified Tajima's method and several adjunctive procedures based on severity. Aesthetic plastic surgery, 2012, 36(2): 406-413.

83.Kishi N, Tanaka S, Iida S, et al. The morphological features and developmental changes of the philtral dimple: a guide to surgical intervention in cases of cleft lip. Journal of cranio-maxillo-facial surgery, 2012, 40(3): 215-222.

84.Brattström V, Mølsted K, Prahl-Andersen B, et al. The Eurocleft study: intercenter study of treatment outcome in patients with complete cleft lip and palate. Part 2: craniofacial form and nasolabial appearance. The Cleft palate-craniofacial journal, 2005, 42(1): 69-77.

85.Tan SP, Greene AK, Mulliken JB. Current surgical management of bilateral cleft lip in North America. Plastic and reconstructive surgery, 2012, 129(6): 1347-1355.

86.Jones T, Al-Ghatam R, Atack N, et al. A review of outcome measures used in cleft care. Journal of orthodontics, 2014, 41(2): 128-140.

87.Greives MR, Camison L, Losee JE. Evidence-based medicine: unilateral cleft lip and nose repair. Plastic and reconstructive surgery, 2014, 134(6): 1372-1380.

88.Mosmuller DG, Griot JP, Bijnen CL, et al. Scoring systems of cleft-related facial deformities: a review of literature. The Cleft palate-vraniofacial journal, 2013, 50(3): 286-296.

89.Tse R, Lien S. Unilateral cleft lip repair using the anatomical subunit approximation: modifications and analysis of early results in 100 consecutive cases. Plastic and reconstructive surgery, 2015, 136(1): 119-130.

90.Fujimoto T, Imai K, Hatano T, et al. Follow-up of unilateral cleft-lip nose deformity after secondary repair with a modified reverse-U method. Journal of plastic, reconstructive &aesthetic Surgery, 2011, 64(6): 747-753.

91.Okawachi T, Nozoe E, Nishihara K, et al. 3-dimensional analyses of outcomes following secondary treatment of unilateral cleft lip nose deformity. Journal of oral and maxillofacial surgery, 2011, 69(2): 322-332.

92.Chang CS, Por YC,Liou EJ,et al.Long-term comparison of four techniques for obtaining nasal symmetry in unilateral complete cleft lip patients: a single surgeon's experience. Plastic and reconstructive surgery,2010,126 (4): 1276-84.

93.Tanikawa DY, Alonso N, Rocha DL. Evaluation of primary cleft nose repair: severity of the cleft versus final position of the nose. Journal of craniofacial surgery, 2010, 21(5): 1519-1524.

94.Gawrych E, Janiszewska-Olszowska J. Primary correction of nasal septal deformity in unilateral clefts during lip repair-a long-term study. The cleft palate-craniofacial lournal, 2011, 48(3): 293-300.

95.He X, Shi B, Jiang S, et al. 110 infants with unrepaired unilateral cleft lip: an anthropometric analysis of the lip and nasal deformities. International journal of oral and maxillofacial surgery, 2010, 39(9): 847-852.

96.Rottgers SA, Jiang S. Repositioning of the lower lateral cartilage in primary cleft nasoplasty: utilization of a modified Tajima technique. Annals of plastic surgery, 2010, 64(5): 691-695.

97.Jung DH, Chang GU, Baek SH, et al. Subnasale flap for correction of columella base deviation in secondary unilateral cleft lip nasal deformity. Journal of craniofacial surgery, 2010, 21(1): 146-150.

98.Farouk A. Rhinoplasty in clefts: an 18-year retrospective review. Facial plastic surgery, 2015, 31(5): 539-552.

99.Mendoza M, Pérez A. Anatomical closure technique of the nasal floor for patients with complete unilateral cleft lip and palate. Journal of plastic surgery and hand surgery, 2013, 47(3): 196-199.

100.Yuzuriha S, Matsuo K, Fujita K. Lateral vermilion border transposition flap to correct vermilion deformities with unilateral or bilateral cleft lip. Journal of plastic surgery and hand surgery, 2013, 47(2): 118-122.

101.Warren SM. Extended Abbe flap for secondary correction of the bilateral cleft lip. Journal of craniofacial surgery, 2013, 24(1): 75-78.

102.Lee SW, Kim MH, Baek RM. Correction of secondary vermilion notching deformity in unilateral cleft lip patients: complete revision of two errors. Journal of cranio-maxillo-facial surgery, 2011, 39(5): 326-329.

103.Flores R L, Sailon AM. A novel cleft rhinoplasty procedure combining an open rhinoplasty with the Dibbell and Tajima techniques: a 10-year review. Plastic and reconstructive surgery, 2009, 124(6): 2041-2047. .

104.Oh SJ. Reconstruction of bilateral cleft lip and nose deformity. Journal of craniofacial surgery, 2008, 19(5): 1353-1358.

105.Mulliken JB. Bilateral cleft lip. Clinics in plastic surgery, 2004, 31(2): 209-220.

106.Mulliken JB, Wu JK, Padwa BL. Repair of bilateral cleft lip: review, revisions, and reflections. Journal of craniofacial surgery, 2003, 14(5): 609-620.

107.Fisher DM. Unilateral cleft lip repair: an anatomical subunit approximation technique. Plastic and reconstructive surgery, 2005, 116(1): 61-71.

108.Sitzman TJ, Girotto JA, Marcus JR. Current surgical practices in cleft care: unilateral cleft lip repair. Plastic and reconstructive surgery, 2008, 121(5): 261e-270e.

109.Demke JC, Tatum SA. Analysis and evolution of rotation principles in unilateral cleft lip repair. Journal of plastic,reconstructive &aesthetic surgery, 2011, 64(3): 313-318.

110.Grasseschi MF. Minimal scar repair of unilateral cleft lip. Plastic and reconstructive surgery, 2010, 125(2): 620-628.

111.Monson LA, Kirschner RE, Losee JE. Primary repair of cleft lip and nasal deformity. Plastic and reconstructive surgery, 2013, 132(6): 1040e-1053e.

112.Ray RM. Unilateral cleft lip repair by rotation/advancement: potential errors and how to avoid them. Facial plastic surgery, 2007, 23(2): 87-90.

113.Bezuhly M, Fisher DM. Single-stage repair of asymmetrical bilateral cleft lip with contralateral lesser form defects. Plastic and reconstructive surgery, 2012, 129(3): 751-757.

114.Meara J, Andrews B, Ridgway E, et al. Unilateral cleft lip and nasal repair: techniques and principles. Iranian journal of pediatrics, 2011, 21(2): 129-138.

115.Bozkurt M, Kapi E, Kuvat SV. An alternative approach to avoiding the whistling deformity after cleft lip surgery: dermal flap and irregular Z-plasty. Journal of craniofacial surgery, 2010, 21(6): 1790-1794.

116.Aranmolate S, Aranmolate SO, Zeri RS, et al. Upper triangular flap in unilateral cleft lip repair. Journal of craniofacial surgery, 2016, 27(3): 756-759.

117.Ma H, Wang Y, Song T, et al. Muscle tension line groups reconstruction in bilateral cleft lip repair. Journal of craniofacial surgery, 2016,27(7):1777-1781.

118.Yin N, Song T, Wu J, et al. Unilateral microform cleft lip repair: application of muscle tension line group theory. Journal of craniofacial surgery, 2015, 26(2): 343-346.

119.Oyama A, Funayama E, Furukawa H, et al. Minor-form/microform cleft lip repair: the importance of identification and utilization of Cupid bow peak on the lateral lip. Annals of plastic surgery, 2014, 72(1): 47-49.

120.Cho BC. Refined new technique for correction of the minor-form, microform cleft lip and minor-form bilateral cleft lip through the intraoral incision and long-term results. Plastic and reconstructive surgery, 2011, 127(2): 781-783.

121.Kim EK, Khang SK, Lee TJ, et al. Clinical features of the microform cleft lip and the ultrastructural characteristics of the orbicularis oris muscle. The Cleft palate-craniofacial journal, 2010, 47(3): 297-302.

122.Koh KS, Hwang CH, Kim EK. Modified design of Cupid's bow in the repair of unilateral microform cleft lip: in case of deficient distance between the midline and the cleft side Cupid's bow peak. Journal of craniofacial surgery, 2009, 20(5): 1367-1369.

123.Yuzuriha S, Oh AK, Mulliken JB. Asymmetrical bilateral cleft lip: complete or incomplete and contralateral lesser defect (minor-form, microform, or mini-microform). Plastic and reconstructive surgery, 2008, 122(5): 1494-1504.

124.Yuzuriha S, Mulliken JB. Minor-form, microform, and mini-microform cleft lip: anatomical features, operative techniques, and revisions. Plastic and reconstructive surgery, 2008, 122(5): 1485-1493.

125.Akita S, Hirano A. Surgical modifications for microform cleft lip repairs. Journal of craniofacial surgery, 2005, 16(6): 1106-1110.

126.Mulliken JB. Double unilimb Z-plastic repair of microform cleft lip. Plastic and reconstructive surgery, 2005, 116(6): 1623-1632.

127.Cho BC. New technique for correction of the microform cleft lip using vertical interdigitation of the orbicularis oris muscle through the intraoral incision. Plastic and reconstructive surgery, 2004, 114(5): 1032-1041.

128.Onizuka T, Hosaka Y, Aoyama R, et al. Operations for microforms of cleft lip. The Cleft palate-craniofacial journal, 1991, 28(3): 293-300.

129.Penfold C, Dominguez-Gonzalez S. Bilateral cleft lip and nose repair. British journal of oral and maxillofacial surgery, 2011, 49(3): 165-171.

130.Chang CS, Por YC, Liou EJ, et al. Long-term comparison of four techniques for obtaining nasal symmetry in unilateral complete cleft lip patients: a single surgeon's experience. Plastic and reconstructive surgery, 2010, 126(4): 1276-1284.

131.Haddock NT, McRae MH. Long-term effect of primary cleft rhinoplasty on secondary cleft rhinoplasty in patients with unilateral cleft lip–cleft palate. Plastic and reconstructive surgery, 2012, 129(3): 740-748.

132.Masuoka H, Kawai K, Morimoto N, et al. Open rhinoplasty using conchal cartilage during childhood to correct unilateral cleft-lip nasal deformities. Journal of plastic, reconstructive &aesthetic surgery, 2012, 65(7): 857-863.

133.Chang CS, Liao YF, Wallace CG, et al. Long-term comparison of the results of four techniques used for bilateral cleft nose repair: asingle surgeon's experience. Plastic and reconstructive surgery, 2014, 134(6): 926e-936e.

134.Marimuthu M, Bonanthaya K, Shetty P, et al. Open versus closed rhinoplasty with primary cheiloplasty: a comparative study. Journal of maxillofacial and oral surgery, 2013, 12(3): 289-296.

135.Patel KB, Mulliken JB. Correction of the vestibular web during primary repair of unilateral cleft lip. Plastic and reconstructive surgery, 2014, 134(4): 600e-607e.

136.Stal S, Brown RH, Higuera S, et al. Fifty years of the Millard rotation-advancement: looking back and moving forward. Plastic and reconstructive surgery, 2009, 123(4): 1364-1377.

137.Barillas I, Dec W, Warren SM, et al. Nasoalveolar molding improves long-term nasal symmetry in complete unilateral cleft lip–cleft palate patients. Plastic and reconstructive surgery, 2009, 123(3): 1002-1006.

138.Lee CT, Garfinkle JS, Warren SM, et al. Nasoalveolarmolding improves appearance of children with bilateral cleft lip–cleft palate. Plastic and reconstructive surgery, 2008, 122(4): 1131-1137.

139.Morovic CG. Combining the cutting and Mulliken methods for primary repair of the bilateral cleft lip nose. Plastic and reconstructive surgery, 2005, 116(6): 1613-1619.

140.Cutting CB, Dayan JH. Lip height and lip width after extended Mohler unilateral cleft lip repair. Plastic and reconstructive surgery, 2003, 111(1): 17-23.

141.Grayson B, Brecht L. Columellar elongation in bilateral cleft lip. Plastic and reconstructive surgery, 1998, 102(5): 1761-1762.

142.Vyas RM, Kim DC, Padwa BL, et al. Primary premaxillary setback and repair of bilateral complete cleft lip: indications, technique, and outcomes. The cleft palate-craniofacial journal, 2016, 53(3): 302-308.

143.Ridgway EB, Estroff JA, Mulliken JB. Thickness of orbicularis oris muscle in unilateral cleft lip: before and after labial adhesion. Journal of craniofacial surgery, 2011, 22(5): 1822-1826.

144.Kim SK, Lee JH, Lee KC, et al. Mulliken method of bilateral cleft lip repair: anthropometric evaluation. Plastic and reconstructive surgery, 2005, 116(5): 1243-1251.

145.Chang CS, Por YC, Liou EJ, et al. Long-term comparison of four techniques for obtaining nasal symmetry in unilateral complete cleft lip patients: a single surgeon's experience. Plastic and reconstructive surgery, 2010, 126(4): 1276-1284.

146.Goh RC, Wang R, Chen PK, et al. Strategies for achieving long-term effective outcome in cleft missions: the noordhoff craniofacial foundation and Chang Gung

中国医学临床百家

memorial hospital. Journal of craniofacial surgery, 2009, 20(8): 1657-1660.

147.Noordhoff MS. Bilateral cleft lip reconstruction. Plastic and reconstructive surgery, 1986, 78(1): 45-54.

148.Noordhoff MS. Reconstruction of vermilion in unilateral and bilateral cleft lips. Plastic and reconstructive surgery, 1984, 73(1): 52-60.

149.Bhuskute AA, Tollefson TT. Cleft lip repair, nasoalveolarmolding, and primary cleft rhinoplasty. Facial plastic surgery clinics of north America, 2016, 24(4): 453-466.

150.Kuijpers-Jagtman AM, Nollet PJ, Semb G, et al. Reference photographs for nasolabial appearance rating in unilateral cleft lip and palate. Journal of craniofacial Surgery, 2009, 20(8): 1683-1686.

151.van der Zeeuw F, Murabit A, Volcano J, et al. A reliable method to measure lip height using photogrammetry in unilateral cleft lip patients. Journal of craniofacial surgery, 2015, 26(6): 1865-1870.

152.Cho BC, Park JW, Baik BS. Correction of severe secondary cleft lip nasal deformity using a composite graft: current approach and review. Annals of plastic surgery, 2002, 48(2): 131-137.

153.Wang TD. Secondary rhinoplasty in unilateral cleft nasal deformity. Clinics in plastic surgery, 2010, 37(2): 383-387.

154.Byrd HS, El-Musa KA, Yazdani A. Definitive repair of the unilateral cleft lip nasal deformity. Plastic and reconstructive surgery, 2007, 120(5): 1348-1356.

155.Hafezi F, Naghibzadeh B, Ashtiani AK, et al. Correction of cleft lip nose deformity with rib cartilage. Aesthetic surgery journal, 2013, 33(5): 662-673.

156.Bashir M, Malik A, Khan FA. Comparison of suture and graft techniques in secondary unilateral cleft rhinoplasty. Journal of craniofacial surgery, 2011, 22(6): 2172-2175.

157.Ahuja RB. Radical correction of secondary nasal deformity in unilateral cleft lip patients presenting late. Plastic and reconstructive surgery, 2001, 108(5): 1127-1135.

158.Nakamura N, Okawachi T, Matsumoto K, et al. Clinical and 3-dimensional analyses of nasal forms after secondary correction of cleft lip-nose deformities using extended spreader cartilage graft with a cross-lap joint technique. Journal of oral and maxillofacial surgery, 2016,74(7):1465.e1-1465.e2.

159.Sakamoto Y, Miyamoto J, Tamada I, et al. Nasal tip surgery for cleft nose in Asians. Journal of craniofacial surgery, 2014, 25(5): 1671-1673.

160.Go JY, Mun GH, Bang SI, et al. The correction of alar–columella web deformities in unilateral cleft-lip nasal deformities with web graft technique. Aesthetic plastic surgery, 2014, 38(5): 923-929.

161.Turkaslan T, Turan A, Yogun N, et al. A novel approach to cleft lip nose deformity: posterior dome graft technique. Journal of craniofacial surgery, 2008, 19(5): 1359-1363.

162.Guyuron B. MOC-PS (SM) CME article: late cleft lip nasal deformity. Plastic and reconstructive surgery, 2008, 121(4): 1-11.

163.Ayhan M, Gorgu M, Erdogan B, et al. Various applications of chondrocutaneous composite grafts in secondary cleft lip nose patients. Journal of craniofacial surgery, 2006, 17(6): 1065-1071.

中国医学临床百家

164.Koh KS, Kim EK. Management of unilateral cleft lip nose deformity, with retracted ala of the noncleft side. Plastic and reconstructive surgery, 2006, 118(3): 723-729.

165.Tamada I, Nakajima T, Ogata H, et al. Secondary repair of cleft lip nose deformity using subcutaneous pedicle flaps from the unaffected side. British journal of plastic surgery, 2005, 58(3): 312-317.

166.Salyer KE, Genecov ER, Genecov DG. Unilateral cleft lip-nose repair—long-term outcome. Clinics in plastic surgery, 2004, 31(2): 191-208.

167.Stal S, Hollier L. Correction of secondary deformities of the cleft lip nose. Plastic and reconstructive surgery, 2002, 109(4): 1386-1394.

168.He X, Li H, Shao Y, et al. Objective measurements for grading the nasal esthetics on basal view in individuals with secondary cleft nasal deformity. The cleft palate-craniofacial journal, 2015, 52(1): 66-69.

出版者后记
Postscript

　　1 年时间，365 个日夜，300 位权威专家对每本书每个细节的精雕细琢，终于，我们怀着忐忑的心情迎来了《中国医学临床百家》丛书的出版。我们科学技术文献出版社自 1973 年成立即开始出版医学图书，40 余年来，医学图书的内容和出版形式都发生了很大变化，这些无一不与医学的发展和进步相关。

　　近几年，中国的临床医学有了很大的发展，在国际医学领域也开始崭露头角。以北京天坛医院牵头的 CHANCE 研究成果改写美国脑血管病二级预防指南为标志，中国一批临床专家的科研成果正在走向世界。但是，这些权威临床专家的科研成果多数首先发表在国外期刊上，之后才在国内期刊、会议中展现。如果出版专著，又为多人合著，专家个人的观点和成果精华被稀释。

　　为改变这种零落的展现方式，作为科技部所属的唯一一家出版机构，我们有责任为中国的临床医生提供一个系统展示临床研究成果的舞台。为此，我们策划出版了这套高端医学专著——《中国医学临床百家》丛书。"百家"既指临床各学科的权威专家，也取百家争鸣之义。

　　丛书中每一本书阐述一种疾病的最新研究成果及专家观点，

按年度持续出版，强调医学知识的权威性和时效性，以期细致、连续、全面展示我国临床医学的发展历程。与其他医学专著相比，本丛书具有出版周期短、持续性强、主题突出、内容精练、阅读体验佳等特点。在图书出版的同时，同步通过万方数据库等互联网平台进入全国的医院，让各级临床医师和医学科研人员通过数据库检索到专家观点，并能迅速在临床实践中得以应用。

在与专家们沟通过程中，他们对丛书出版的高度认可给了我们坚定的信心。北京协和医院邱贵兴院士表示"这个项目是出版界的创新……项目持续开展下去，对促进中国临床学科的发展能起到很大作用"。北京大学第一医院霍勇教授认为"百家丛书很有意义"。复旦大学附属华山医院毛颖教授说"中国医学临床百家给了我们一个深度阐释和抒发观点的平台，我愿意将我的学术观点通过这个平台展示出来"。我们感谢这么多临床专家积极参与本丛书的写作，他们在深夜里的奋笔，感动着我们，鼓舞着我们，这是对本丛书的巨大支持，也是对我们出版工作的肯定，我们由衷地感谢！

在传统媒体与新兴媒体相融合的今天，打造好这套在互联网时代出版与传播的高端医学专著，为临床科研成果的快速转化服务，为中国临床医学的创新及临床医师诊疗水平的提升服务，我们一直在努力！

科学技术文献出版社

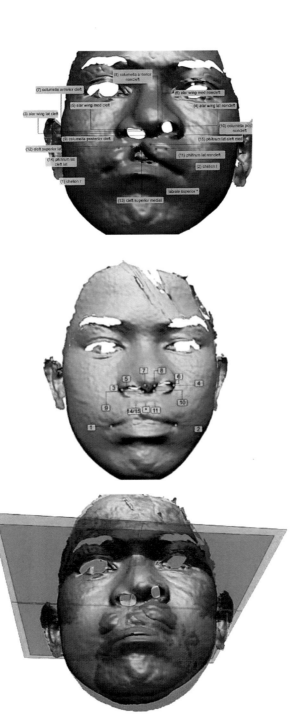

彩插 1　借助 3D 扫描仪进行的整复方案（见 025 页）

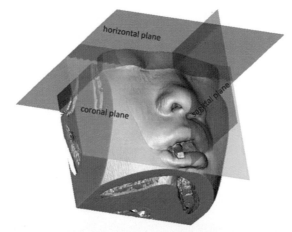

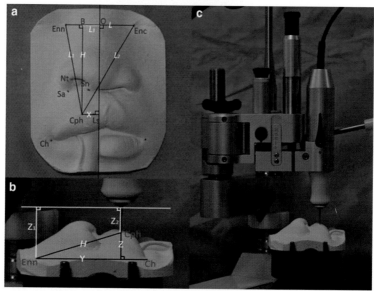

彩插 2　"华西法"能有效改善鼻唇突度（见 034 页）

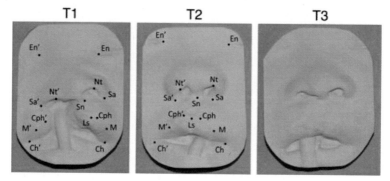

彩插 3　通过石膏三维测量分析"华西法"整复效果（见 034 页）

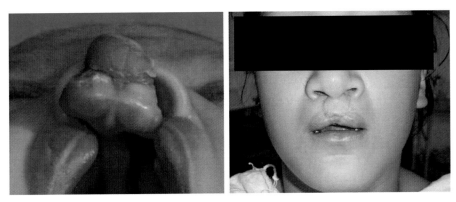

彩插 4　双侧唇裂（见 037 页）

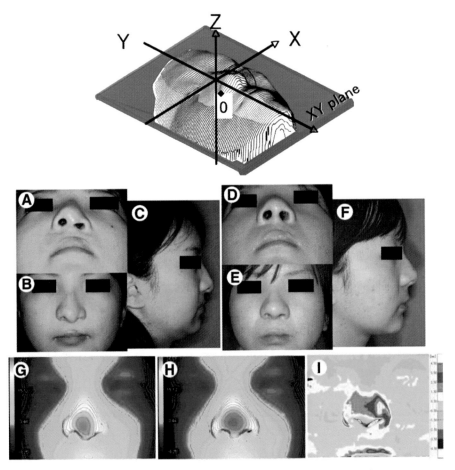

彩插 5　3D 彩图对比唇裂鼻整形术前术后效果（见 049 页）

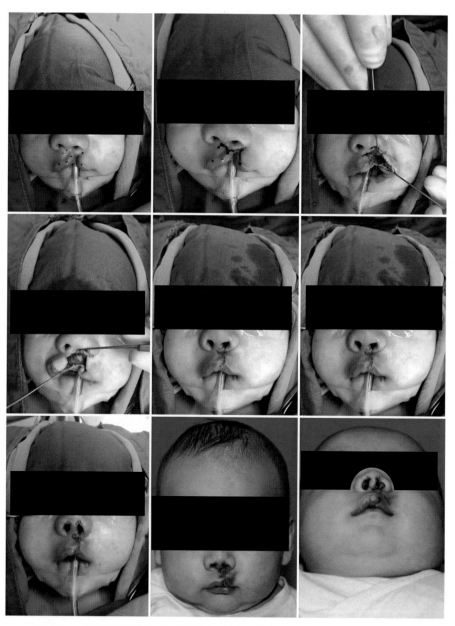

彩插 6　对鼻畸形的整复方法同微小型唇裂鼻畸形的整复过程（见 081 页）

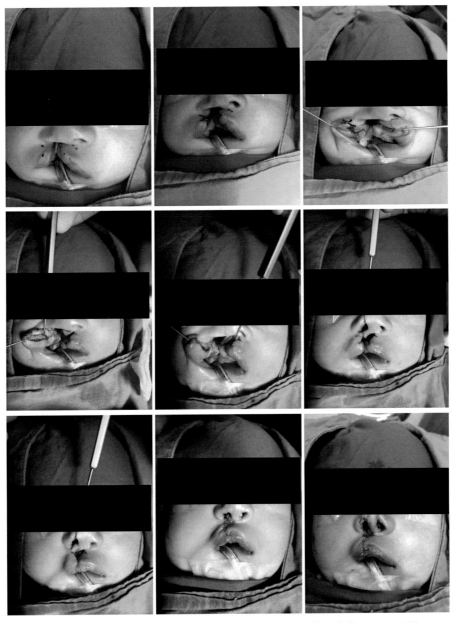

彩插 7　对鼻畸形的整复方法同不完全性唇裂鼻畸形的整复流程（见 087 页）

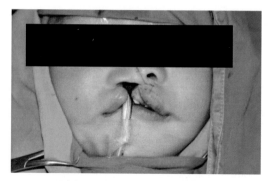

彩插 8　导航定位（见 091 页）

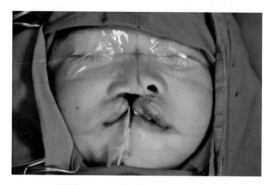

彩插 9　切口设计（见 091 页）

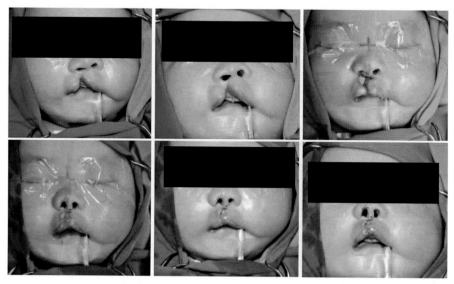

彩插 10　单不完全性唇裂的导航流程与要点图示（见 097 页）

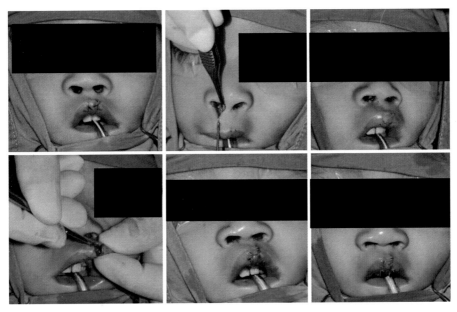

彩插 11　微小型双侧唇裂的"华西法"整复（见 103 页）

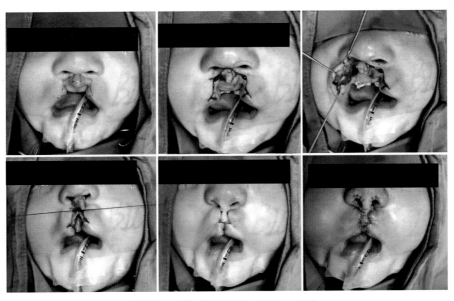

彩插 12　鼻畸形的整复（见 108 页）

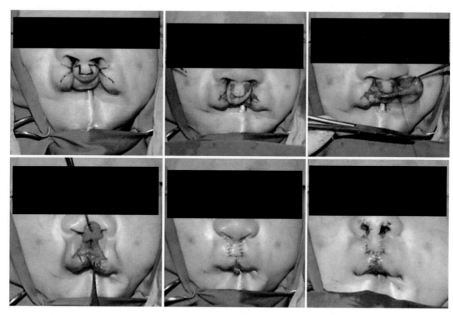

彩插 13　仿单侧唇裂鼻畸形的整复（见 115 页）

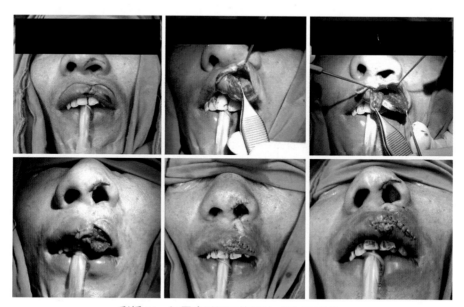

彩插 14　红唇隐形切口的设计（见 174 页）

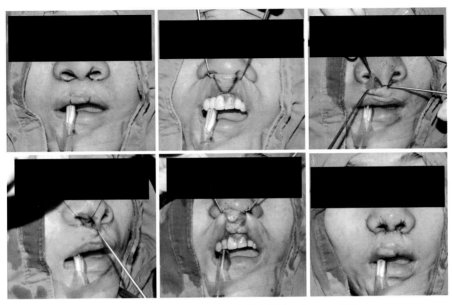

彩插 15　鼻底隐形切口缝合与旋转增加（见 178 页）

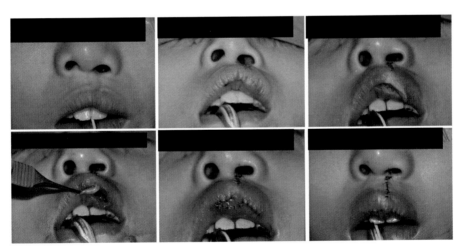

彩插 16　唇裂二期整复保持唇珠形态（见 183 页）

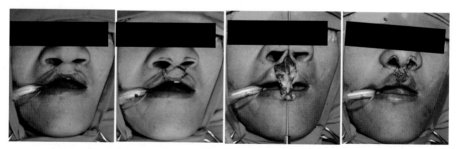

彩插 17　利用前唇组织通过叉形瓣或 V 形皮瓣延长鼻小柱（见 187 页）

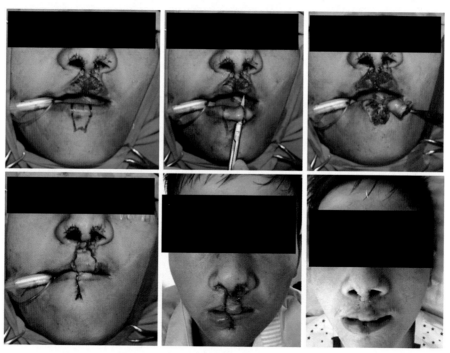

彩插 18　Abbe 瓣蒂制备流程（见 190 页）

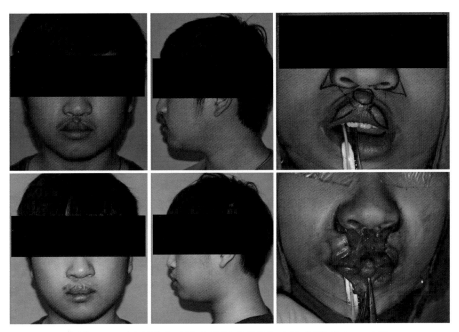

彩插 19　双侧唇裂术后继发前唇畸形整复方法病例（见 195 页）

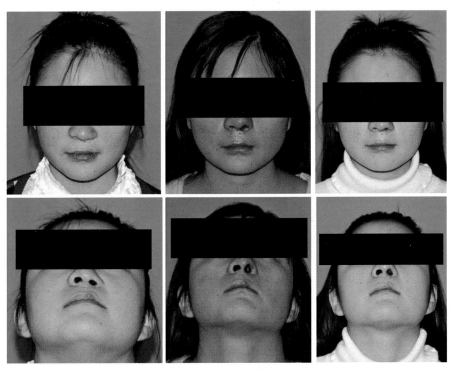

彩插 20　单侧唇裂鼻畸形整复术（见 205 页）

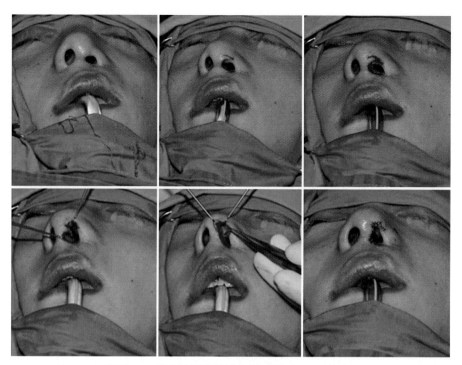

彩插 21　鼻小柱侧皮瓣插入矫正法（见 211 页）

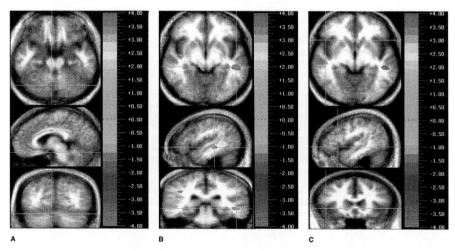

彩插 22　一例唇腭裂成年男性患者的脑部 PET CT 影像，显示语言、
语音区域血流信号异常增高（见 216 页）

（引自 Nopoulos P, Berg S, Canady J, et al. Structural brain abnormalities in adult males with clefts of the
lip and/or palate. Genet Med，2002，4（1）：1-9.）

注：A：右侧小脑；B：左侧颞叶；C：右侧额叶。

上：横断面；中：矢状面；下：冠状面。

红黄色：血流信号强；蓝紫色：血流信号弱。